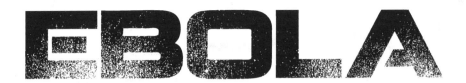

EBOLA

DIE BLUTIGE WAHRHEIT
VON ALEXANDER KNÖRR

Thriller

Alle Texte, Textteile, Grafiken und Layouts sowie alle sonstigen schöpferischen Teile dieses Werkes sind unter anderem urheberrechtlich geschützt. Das Kopieren, die Digitalisierung, die Farbverfremdung sowie das Herunterladen, z. B. in den Arbeitsspeicher, das Smoothing, die Komprimierung in ein anderes Format und Ähnliches stellen unter anderem eine urheberrechtlich relevante Vervielfältigung dar. Verstöße gegen den urheberrechtlichen Schutz sowie jegliche Bearbeitung der hier erwähnten schöpferischen Elemente sind nur mit ausdrücklicher vorheriger Zustimmung des Verlages und des Autors zulässig. Zuwiderhandlungen werden unter anderem strafrechtlich verfolgt!

Ebola – die blutige Wahrheit!
Deutsche Erstauflage, Juni 2015
Galactic-Bookstore-Verlag, Mario Wellé
Hauptstraße 76
D-67732 Hirschhorn
ISBN: 978-3-9817051-3-3
Covergestaltung: Mario Rank, Wien
© Galactic-Bookstore-Verlag
Alle Rechte vorbehalten!

EBOLA

DIE BLUTIGE WAHRHEIT
VON ALEXANDER KNÖRR

Thriller

Alle Personen und Handlungen in diesem Buch sind frei erfunden. Ähnlichkeiten mit lebenden oder verstorbenen Personen, Firmen oder Institutionen oder mit Begebenheiten in der Vergangenheit und Gegenwart sind rein zufällig.

Danke!

Bis ein Buch entsteht, sind viele Menschen an dem Projekt beteiligt. Die meisten unterstützen mich als Autor sehr bewusst mit ihrer Fürsorge, ihren oft auch aufmunternden Worten und mit Rat und Tat. Manche Menschen sind sich auch gar nicht bewusst, dass sie mich unterstützen. Alle namentlich aufzuführen, ist wahrscheinlich gar nicht möglich.

Somit möchte ich mich bei allen Menschen bedanken, die für mich da sind und nur ein paar wenige, jedoch außergewöhnliche Menschen, hervorheben, die mich bei meiner Autorenlaufbahn tatkräftig unterstützen und die für mich sehr wichtig sind.

Mein Dank gilt besonders meiner Familie. Meiner lieben Mama, die mich immer wieder unterstützt, auch wenn ich nicht immer das schreibe, was ihr gefällt und sie viel lieber nur noch Bücher wie mein Erstlingswerk „Hagar Qim – Auf den Spuren eines versunkenen Kontinents – Rätsel um die Insel Malta!" lesen würde.

Ebenso danke ich meinem Stiefvater Ulrich Gerstner, der mich mit meinem Brotjob und vielen anderen Dingen unterstützt. Ohne ihn könnte ich mich nicht so unbedarft in meiner Freizeit meinem Hobby widmen. Auch mein Bruder Jürgen unterstützt mich immer wieder mit Rat und Tat in allen Belangen, aber auch dann, wenn es darum geht, Flyer, Plakate und Ideen zu entwerfen. Wenn wir gerade beim Entwerfen sind, gilt mein Dank auch meinem Freund und Forscherkollegen Mario Rank, dessen Talent als Design-Profi sich auch hier wieder in Cover, Marketing und den Promotion-Videos gezeigt hat. Herzlichen Dank dafür!

Ein besonderer Dank gilt meiner Freundin Zhu Ying, die mich immer wieder antrieb, dieses Werk in einer selbst für mich beängstigend kurzen Zeit fertigzustellen.

Weiterhin danke ich meinem Superfan Christian Weis für das Probelesen und das Antreiben nach mehr Lesestoff. Damit danke ich auch meinen Lesern und Fans, die glücklicherweise immer mehr werden. Danke an Astrid Jakoby und Daniela Mattes für das fachkundige Lektorat.

Und nicht zuletzt danke ich meinem Verleger und ebenso guten Freund Mario Wellé, der mich immer nach seinen Möglichkeiten unterstützt und diesem Buch eine Chance gegeben hat.

Wenn ich jemanden Wichtigen vergessen habe, war das keine Absicht. Fühlt Euch alle gedrückt!

Und nun, viel Spaß mit meinem ersten Thriller.

Euer
Alexander Knörr

BERLIN

Als Daniel Klein aufwachte, fühlte er sich, als wäre er ein 90jähriger Greis. Sämtliche Glieder taten ihm weh, er fühlte sich total schwach und sein Körper glühte förmlich. Daniel war aber erst Anfang dreißig und noch weit vom Greisenalter entfernt.

„Meine Fresse, was hab ich mir denn eingefangen?", stöhnte er laut vor sich hin, als er sich aufrappelte und sich auf die Bettkante rollte. Da saß er nun, zusammengekauert wie ein Häufchen Elend.

„Was sind das für Stimmen?", dachte er und bewegte seinen Kopf, der ihm tonnenschwer vorkam, langsam nach oben. „Ah, Du hast den Fernseher wieder angelassen", beantwortete er sich die eben gestellte Frage nun selbst. Und von dort hörte er die zarte Frauenstimme der Nachrichtensprecherin, die ihn immer faszinierte, weil sie eine Ausstrahlung hatte, die ihn regelrecht umhaute.

„Erste Anzeichen einer Ansteckung sind Fieber, Kopf- und Gliederschmerzen, Müdigkeit und Mattigkeit. Die Symptome sind mit denen einer Grippeinfektion zu vergleichen und deswegen sehr schwer zu identifizieren. Sie könnten Grippe haben, aber eben auch Ebola!" Daniel schaute ruckartig auf den Fernseher, griff sich dann aber gleich an den Kopf und bereute die hektische Bewegung, die mit einem stechenden Kopfschmerz belohnt wurde. „Was hat die eben gesagt? Ebola?"

Daniel stellte den Fernseher per Fernbedienung lauter und lauschte dem, was die Nachrichtensprecherin noch zu sagen hatte:

„Nach der Ansteckungswelle, die in Liberia und Nigeria wütet und sich dort täglich verschlimmert, sind die ersten Infizierten auch in anderen Ländern und jetzt in Deutschland aufgetreten. Die Ärzte der Charité in Berlin sowie von anderen Kliniken in Hamburg, Frankfurt am Main und Wiesbaden melden erste Fälle. Zurzeit ist noch unklar, wo sich die Infizierten angesteckt haben. Nach ersten Befragungen und Untersuchungen waren sie nicht in direktem Kontakt mit Reisenden aus den bisher betroffenen Ländern. Da Ebola nur durch direkten

Kontakt und nicht durch die Luft übertragen wird, müssen die Betroffenen aber mit Menschen Kontakt gehabt haben, die den Virus in sich tragen. Ähnliche Fälle wurden aus China, den USA und Großbritannien gemeldet. Verdachtsfälle in Griechenland und Frankreich stellten sich allerdings als einfache Grippefälle heraus. Hier konnte Entwarnung gegeben werden. Wenn Sie, liebe Zuschauerinnen und Zuschauer, solche Symptome haben, ist es höchstwahrscheinlich eine einfache Grippe. Allerdings empfehlen wir Ihnen dringend, Ihr Blutbild von einem Arzt untersuchen zu lassen."

Daniel ließ sich ermattet nach hinten fallen und lag nun mit geschlossenen Augen auf dem Bett, die Beine so angewinkelt, dass beide Füße noch auf dem Parkettboden standen.

„Die machen wieder die Leute verrückt mit ihrem Ebola. Ich habe eine Grippe! Wer weiß, woher, aber das ist auch alles."

Wie zur Bestätigung musste er husten. Beim Husten fühlte es sich an, als würde ein Sandsack auf seinem Brustkorb liegen und Daniel quälte sich wieder hoch, damit er freier atmen konnte. Nach einem Griff in die Schublade seines Nachttisches spuckte er die undefinierbare Masse, die ihn gequält hatte, in das eben gefundene Taschentuch, und warf es zusammengeknüllt auf den Boden.

„Ich muss zum Arzt. Ich kann keine Grippe gebrauchen", stellte er ernüchtert fest. Dann nahm er seine Kräfte zusammen, stand auf und schlurfte ins Bad.

LAGOS,
NIGERIA

Der Schweiß rann Katharina die Stirn hinunter, lief an den Schläfen und am Nasenbein entlang und die Tropfen hingen ihr an Kinn, Nasenspitze und sogar an den Ohrläppchen. Energisch und entschlossen drückte die Ärztin rhythmisch auf den Brustkorb des Patienten vor ihr und sie zählte automatisch in Gedanken mit: „Einundzwanzig, zweiundzwanzig." Und bei jeder Zahl drückte sie den Brustkorb ein. Nach drei Mal Drücken hielt sie inne und die nigerianische Schwester, die am Kopfende des Patienten stand, drückte drei Mal auf die Handpumpe des Beatmungsgerätes. Dann wiederholte sich das Ganze. Minutenlang.

„Kathy hör auf! Er ist doch schon lange tot!", rief Eduard Swindon ihr zu und versuchte sich eine Art Lächeln abzugewinnen, was jedoch misslang.

Katharina versuchte Eduard anzusehen, aber sie musste dazu den gesamten Kopf heben, denn der riesige, klobige Helm ihres Schutzanzuges versperrte ihr ansonsten die Sicht.

„Eddy, warum nur?"

Der hatte selbst keine Antwort, schüttelte nur den Kopf, wobei man auch dies nur erahnen konnte, da sich der Anzughelm überhaupt nicht bewegte. Katharina ließ von ihrem Patienten ab und gab der Nigerianerin mit dem Beatmungsgerät ein Zeichen, es ihr gleich zu tun und ihre Arbeit einzustellen. Dann schlich sie mit Eddy in das nebenan liegende Zelt, das mit Duschen ausgestattet war. Dort stellten sich beide unter eine der Quarantäneduschen. Nach fünf Minuten ausgiebigem Gebrauch derselben, schritten sie in das nächste Zelt. Hier entledigten sie sich des Anzugs und zum Vorschein kam eine völlig durchnässte, junge Frau Mitte dreißig, der die Haarsträhnen klatschnass im Gesicht klebten. Eddy war schon Ende fünfzig und sein Haar grau meliert.

Nachdem beide nun nur noch in Unterwäsche da standen, ging jeder in ein anderes Zelt, wo sie sich vollends auszogen und eine weitere Dusche nahmen, die glücklicherweise eiskalt war - was die beiden bei diesen Höllentemperaturen als äußerst angenehm empfanden.

Insgesamt dauerte der komplette Reinigungszyklus etwa 30 Minuten. Danach trafen sie sich frisch und sauber unter einem Vordach, wo sie sich auf zwei sehr ramponierte Kunststoffstühle setzten, die an einem wackeligen, farbverschmierten Holztisch standen.

„Eddy, wir kriegen das nie in den Griff!", stammelte Katharina vor sich hin.

„Es wird immer schwieriger, ich weiß. Aber was sollen wir machen? Aufgeben? Die Leute hier einfach ohne Hilfe verrecken lassen?"

„Aber tun wir etwas für sie? Das war heute allein mein 23. Todesfall. Nur heute! Ich komme gar nicht mehr dazu, mich ausreichend um die vielen Neuzugänge zu kümmern. Ich kann nur noch deren Tod begleiten. Innerhalb von wenigen Tagen sterben uns alle Patienten weg. Was sollen wir nur tun?" Katharina lief eine Träne die Wange hinab.

Eduard griff nach ihrer Hand, die reglos auf dem Tisch lag, und drückte diese sanft.

„Kathy, Du bist Virologin. Was machst Du hier? Du bist hier an der Front fehl am Platz! Du musst zurück nach Deutschland in Dein Labor und Dich dem Ebola-Virus widmen. Das hier …", hier machte er eine kurze Pause und schaute sich um, „… das hier, das können auch einfache Ärzte wie ICH tun. Du bist hier viel zu überqualifiziert."

Normalerweise hasste Katharina dieses Wort: „Überqualifiziert!" Aber dieses Mal hatte Eddy recht. Sie war eine der besten Virologen der Welt, spezialisiert auf hochkomplexe Viren wie Ebola eines war. Hier, direkt im Krisenherd, konnte sie nichts ausrichten. Das hatte sie schon vor zwei Wochen festgestellt, als die Fälle immer häufiger wurden und sie angefangen hatte, nur noch Tote zu zählen.

„Dann muss ich wohl zurück!" Mit einem traurigen Blick suchte sie den Augenkontakt mit Eddy. Der drückte noch ein Mal fest ihre Hand.

„Ja, Du musst zurück. Und ich bleibe hier. Hier werde ich gebraucht."

„Aber ich habe Angst um Dich!"

„Mir geschieht nichts. Dafür sorge ich schon."

„Aber …" Eddy unterbrach ihren Satz, indem er seinen Zeigefinger auf ihre Lippen legte.

„Sag nichts. Ich weiß." Dann lächelte er ihr liebevoll zu.

BERLIN,
CHARITÉ

Im Ärztezimmer der Notaufnahme leuchtete eine rote Lampe links neben der Tür, begleitet von einem lauten Piepton, der sich immer wiederholte. Zeitgleich piepten auch die Pager von diversen Ärzten im gesamten Haus. Die Notaufnahme war in heller Aufregung. Als wäre gerade ein Krieg ausgebrochen, stoben einige Ärzte und Schwestern durch die Gänge. Aus den Lautsprechern ertönte eine Frauenstimme: „Achtung, Achtung, Dr. Sauer, Dr. Nikolaus und Dr. Ivaowitsch dringend in die Quarantänestation der Notaufnahme. Code X430. Ich wiederhole …"

„X430", flüsterten sich einige Schwestern und Ärzte ungläubig zu. „Das ist doch …"

„Wir haben einen erneuten Ebola-Fall in der Notaufnahme!", unterbrach Dr. Heribert Schuster das Geflüster dreier Schwestern im Flur. „Kommen Sie mit, wir müssen die Quarantänestation ausweiten!" Die Drei erschraken. Bestätigte Dr. Schuster doch nur das, was sie eben aus den Lautsprechern gehört hatten. Dies war schon der siebte Ebola-Fall innerhalb eines Tages. Sie waren entsetzt!

Auf der Quarantänestation war indes noch mehr Trubel als in den anderen Abteilungen der Berliner Charité. In einem größeren Besprechungszimmer war nun die „Task-Force-X430" zusammengekommen. Diejenigen also, die in Berlin und Umgebung die Koryphäen der Virologie darstellten, Dr. Sauer, Dr. Nikolaus und Dr. Ivaowitsch. Aber auch die Leiter der Quarantänestation sowie einige weitere Fachärzte und Schwestern. Insgesamt 25 Personen hatten sich in dem Raum versammelt. Dr. Schuster, der als Letzter und Sechsundzwanzigster in das Zimmer eilte, übernahm das Wort und forderte die Anwesenden zur Ruhe auf.

„Werte Kolleginnen und Kollegen, wir haben eine ausgemachte Krise. Ebola ist nicht nur bei uns angekommen, es hat uns mit dem siebten Ebola-Infizierten, der uns innerhalb von 24 Stunden erreicht hat, nun vollends im Griff. Zumal es sich dabei um unsere geschätzte Kollegin Dr. Alexa Svetlanowa handelt, die sich trotz aller Schutzmaßnahmen auf noch unbekannte Weise angesteckt hat."

Ein Raunen ging durch den Raum.

„Und dies ist nicht genug, denn Alexa Svetlanowa war in der Kinderklinik im Einsatz und hatte unseres Wissens keinen Kontakt mit einem uns bekannten Infizierten. Ergo müssen wir auch die Kinderklinik unter Quarantäne stellen, was ich schon angewiesen habe. Die notwendigen Maßnahmen sind bereits im Gange. Niemand weiß, woher die Quelle kam, an der sich Dr. Svetlanowa angesteckt hat, es muss auf der Kinderstation geschehen sein. Oder ich sollte besser sagen: Wir hoffen, dass sie sich dort angesteckt hat und nicht außerhalb der Charité, denn dies würde bedeuten, dass dort draußen noch viel mehr Menschen herumlaufen, die mit Ebola infiziert sind. Unvorstellbar, wenn dem so wäre!"

Unruhe machte sich breit, als Dr. Schuster seinen Satz beendet hatte. „Ich bitte Sie, bleiben Sie ruhig!", forderte dieser noch einmal seine Kolleginnen und Kollegen auf. „Wir müssen nun Maßnahmen einleiten, die bisher nur theoretisch durchgespielt wurden, und mit denen noch niemand von uns praktische Erfahrungen hat."

Draußen im Gang vor dem Konferenzraum hörte man plötzlich lautes Gerede und Tumult. Mit einem Mal flog die Tür zum Konferenzraum auf, und eine Gruppe Männer in schwarzen Uniformen, die anmuteten wie Kampfanzüge, stürmte in den sowieso schon sehr gut gefüllten Konferenzraum. „Halt, Sie dürfen da nicht so einfach rein, habe ich gesagt!", schimpfte eine der Oberschwestern, die am rechten Arm des Anführers der sieben Männer hing, als könnte sie ihn wieder aus dem Raum heraus zerren.

„Was soll das?", fauchte Dr. Schuster die ungestüme Truppe an. „Was machen Sie hier und wer sind Sie?"

Mit einer knappen Handbewegung befreite sich der Befehlshaber der Truppe von der lästigen Oberschwester, die wie eine Klette an ihm hing, und zog einen Ausweis hervor, den er aufklappte und Schuster dicht unter die Nase hielt.

„General Alexander Weidenfeller", bellte er in die Runde, „Leiter des Krisenstabes X430-Berlin und direkt vom Bundesinnenminister bestellt und eingesetzt. Wir übernehmen nun die Leitung der Gegen- und Schutzmaßnahmen."

„Moment mal ...", versuchte sich Dr. Schuster zu wehren."Aber Sie können doch nicht so einfach hier auftreten und alles an sich reißen wollen."

„Doch kann ich, hier ist der entsprechende Beschluss des Bundesinnenministeriums, der diesen Einsatz absegnet." Damit hielt ihm Weidenfeller ein Schreiben vor die Nase, das vom Bundesinnenminister unterzeichnet war und alles bestätigte, was Weidenfeller sagte. Und noch mehr: Weidenfeller hatte nun die Oberhand über die Charité und alle ärztlichen Einrichtungen des Landes Berlin und Brandenburg - sowohl über die Polizei,

Bundesgrenzschutz, Feuerwehr, THW als auch alle anderen Rettungsdienste.

„Keine Angst, Sie werden natürlich in alles mit eingebunden, aber hier wird nun professionelle Hilfe benötigt, die wir Ihnen liefern können. Sie machen Ihren Job als Ärzte und Virologen, wir machen unseren Job, organisieren das Chaos, und versuchen die Gefahr einzudämmen."

„Zunächst werden wir alle einen ruhigen Kopf bewahren. Die Situation ist zwar prekär, aber nicht aussichtslos. Meine Damen und Herren, Sie sind hier in Berlin die führenden Köpfe in der Virologie und in der Eindämmung und Behandlung von Infektionskrankheiten. Wenn es einer schafft, die Krise in den Griff zu bekommen, dann Sie!", wandte sich Weidenfeller an die Anwesenden im Raum.

„Ich stelle Ihnen nun mein Team vor: Dr. Lukas Madison, Biologe und Virologe, er wird die Abteilung Virologie übernehmen und dafür sorgen, dass Sie, werte Herren Dr. Sauer, Dr. Nikolaus und Dr. Ivaowitsch, ohne Probleme arbeiten können und es Ihnen an nichts fehlt. Wenn irgendetwas benötigt wird, wenden Sie sich an ihn. Der Nächste im Team ist Peter Müller-Rendsburg …" Bei diesen Worten zeigte er auf einen Zwei-Meter-Hünen mit blonden, sehr kurz geschorenen Haaren, der wie ein Koloss im Türrahmen stand. „Peter ist für die Sicherheit zuständig. Er ist neben mir der Einzige, der die Zugangserlaubnis, aber noch wichtiger die Erlaubnis, die Charité zu verlassen, geben darf. Unter seinem Kommando werden unsere Sicherheitsteams die komplette Charité abriegeln. Dies ist zurzeit schon im Gange." Wieder tuschelten die Anwesenden wild durcheinander.

„Stopp! Wir sind noch nicht fertig! Dann haben wir noch Katharina Freiberger, sie ist für die Sicherheit Berlins über die Grenzen der Charité hinaus zuständig, wird aber auch hier, wie wir alle, ihre Zentrale beziehen. Um unsere Einsatzzentrale einzurichten, haben wir die Kreißsäle, die direkt hier im Intensivbereich liegen, geschlossen. Alle Personen aus diesem Bereich werden nun mit einem Ebola-Schnelltest getestet und danach auf andere Kliniken verteilt. Die Aktion läuft an, während wir hier darüber reden. Dort werden wir uns einrichten und unsere Zentrale aufbauen. Ich muss nicht erwähnen, dass nichts von dem, was wir hier sprechen, was Sie sehen oder hören, nach außen getragen werden darf! Es herrscht strikter Informationsstopp."

Wie um sich zu vergewissern, dass alle ihn verstanden hatten, schaute er in die Runde. Nun kam kein Gemurmel mehr auf. Die Anwesenden waren geschockt und warteten auf weitere Anweisungen.

„Meine Kollegin und Kollegen werden Sie nun über die aktuellen Maßnahmen, die Sie direkt betreffen, aufklären und Ihnen entsprechende Aufträge erteilen. Ich werde mich mit Herrn Dr. Schuster zurückziehen, und mit ihm weitere Einzelheiten besprechen. Ich danke Ihnen für Ihre Aufmerksamkeit. Wir müssen alle zusammenarbeiten, um diese Krise zu bewältigen. Ich zähle auf Sie und mit mir ganz Deutschland!"

Mit diesen Worten verließ Weidenfeller den Raum. Schuster taumelte mehr hinterher, als er ihm bewusst folgte. Er war, wie alle seine Kolleginnen und Kollegen, geschockt darüber, was hier die letzten 10 Minuten geschehen war. Es war wie in einer Militärdiktatur. So stellte er sich das auf jeden Fall vor. Und das in Deutschland? Ging das wirklich mit rechten Dingen zu?

BREMEN,
DORINT-PARK-HOTEL

Es war wieder einer dieser Tage, die Fernanda Rodriguez hasste. Montag! Denn Montag war einer der meistfrequentierten Abreise/Anreise-Tage in einem Hotel. So auch hier in diesem wunderschönen 5-Sterne-Superior-Haus, das, in einem kleinen Park mit künstlichem See gelegen, wirklich seinem Namen alle Ehre machte. Aber so schön das Haus auch war, so wohlhabend, so reich seine Gäste, so gleich waren die Hinterlassenschaften, die auf ein Zimmermädchen warteten. Jeden Tag. Aber An- und Abreisetage waren noch etwas heftiger. Die Zimmer mussten nicht nur grob gereinigt und aufgeräumt, sondern gründlich grundgereinigt und die gesamte Bettwäsche und sonstige Wäsche gewechselt werden.

Und für jedes der geräumigen Luxuszimmer hatte Fernanda nur 25 Minuten Zeit. Heute standen allein auf ihrem Arbeitsblatt 10 Abreisen und 6 normale Tagesreinigungen. Was sie in den Zimmern vorfand, war oft nicht gerade schön. Und da sie schon in einigen Hotels gearbeitet hatte, durfte sie feststellen, dass, je luxuriöser die Hotels wurden, die Gäste auch mehr Dreck hinterließen.

Anscheinend schalteten diese gut betuchten Leute jegliches gute Benehmen aus, wenn sie ein Zimmer betraten und dann „Privat" waren. Die Bäder sahen oftmals aus, als wären sie wochenlang nicht gereinigt worden, obwohl Fernanda und ihre Kolleginnen diese täglich reinigten. Und die Betten und Bettwäsche … da wollte sie gar nicht wissen, was für Spielchen die feine Gesellschaft dort des Nachts getrieben hatte. Die waren schon dermaßen verschmutzt, dass sie sehr oft dem Erbrechen nahe war.

Nun war Zimmer 217 an der Reihe. Ein Abreisezimmer. An der Tür hing kein Hinweisschild, dass der Gast noch anwesend war. Also klopfte sie an die Tür: „Roomservice", rief Fernanda. Damit auch sicher jemand in dem Zimmer sie hören würde, wiederholte sie das Szenario zwei Mal, bevor sie ihre Karte benutzte und eintrat.

„Heilige Maria, Muttergottes!", dachte sie schon beim Betreten des Zimmers. „Das hier ist wieder so ein Zimmer von einem Dreckschwein, das wohl wilde Partys gefeiert hatte."

Sie ging den kleinen Flur entlang, sah überall noch die Kleidung des Gastes herumliegen.

„Señor? Heute ist Abreisetag. Roomservice. Sie müssen Ihr Zimmer räumen, es ist nach 11 Uhr." Keine Antwort.

Fernanda fluchte vor sich hin – sicherheitshalber in Spanisch, ihrer Heimatsprache, damit sie niemand verstand – und bahnte sich ihren Weg durch das Chaos. Überall lagen Handtücher und Kleidung, die blutverschmiert war. Das war kein seltener Anblick, so ein Zimmer war eigentlich jede Woche mindestens ein Mal auf ihrem Reinigungsplan. Bei ihren Kolleginnen war es ähnlich.

„Señor!", rief sie wieder, um sicherzugehen, dass dieser nicht im Bett lag und schlief.

Das schien aber so zu sein, denn das Bettzeug war auffällig im Bett drapiert. Ganz so, als läge jemand bis über den Kopf zugedeckt darunter.

Sie ging an das Bett. „Señor! Sie müssen aufstehen. Señor, Roomservice!"

Dann hob Fernanda vorsichtig die Bettdecke an einem Zipfel hoch und schaute darunter. Mit einem Ruck zog sie diese ganz zurück. Was sie nun sah, ließ ihr das Blut in den Adern gefrieren …

Dort in dem Bett, das normalerweise blütenweiß war, lagen zwei große Kissen von der Couch, die auch zur Zimmereinrichtung gehörte. Sowohl diese als auch das Bettlaken und die Bettdecke waren voll mit Blut, dick und verkrustet. Ebenso war da ein gelblich-grüner Schleim, der sich auf allem verteilte. Und dieser Geruch …

Fernanda würgte, lief in das benachbarte Badezimmer und wollte sich über das Waschbecken übergeben, doch auch hier war alles voll mit Blut und diesem gelblich-grünem Schleim. Sie machte kehrt, die Backen aufgeblasen, da ihr Frühstück schon im Mund angekommen war.

„Wohin damit?", dachte sie und griff zum Toilettendeckel, hob ihn an und warf ihn gleich wieder zu. Die Toilette war mit Fäkalien und Blut angefüllt. Sie drehte und wendete sich, alle Handtücher waren irgendwo im Zimmer verteilt, keines auf dem Haken. In ihrer letzten Hoffnung zog sie die Dusche auf und erbrach sich in diese. Als sie die Augen wieder öffnete und sich mit ihrem Ärmel den Mund abwischen wollte, erschrak sie erneut. Fernandas Schreie hörte man noch im Erdgeschoss - sie waren markerschütternd. Kurze Zeit nach ihrem Aufschrei kamen zwei ihrer Kolleginnen zum Zimmer 217 gerannt, um ihr zu helfen. Sie fanden Fernanda auf dem Gang vor dem Zimmer hockend, den Rücken an die mit seidenen Stoffen bedeckte Wand angelehnt und laut schluchzend.

„Fernanda, was ist denn passiert?", fragten sie aufgeregt und durcheinander.

„La muerte", seufzte sie, „er ist tot!"

BERLIN-TEGEL
FLUGHAFEN

Es war ein Kälteschock, der Katharina traf, als sie aus dem Flugzeug aus Lagos heraus kam. Drei Tage waren vergangen, seit Alexander Weidenfeller in der Charité das Zepter übernommen hatte. Doch von dem wusste Katharina noch nichts. Sie wollte einfach erst einmal nach Hause und würde sich dann am nächsten Tag wieder in der Charité bei ihren Kollegen zurückmelden, und fragen, wie sie denn helfen konnte, das Virus zu besiegen. Sie hatten nach der Landung keine Fluggastbrücke erhalten, mit der sie direkt vom Flugzeug ins warme Flughafengebäude hätten wechseln können. Nein, sie waren weit weg vom Flughafenterminal zum Stehen gekommen, auf einem abseits gelegenen Platz, auf dem ein großes und ein paar kleinere Zelte standen, die miteinander verbunden waren. Überall wimmelte es von schwer bewaffneten Männern in schwarzen Uniformen, die ihr vollkommen unbekannt waren. Und die auch nicht aussahen, als wären sie von der Bundeswehr oder einer Polizeieinheit. Diese Männer sicherten das Flugzeug ab. Aber offensichtlich nicht, um es vor irgendetwas zu schützen, sondern eher so, dass niemand es unbefugt verlassen konnte. Katharina trat auf die Gangway und der kalte Novemberwind blies ihr um die Ohren und zerzauste ihr schulterlanges, dunkelblondes Haar. Unten am Fuße der Gangway angelangt, nahmen sie einige der schwarz gekleideten Herren in Empfang. Alle trugen rundum geschlossene Helme und ein flüchtiger Blick über ihre Anzüge verriet, dass auch diese komplett abgedichtet waren.

„Da hat wohl jemand mächtig Angst, dass wir Ebola mit nach Deutschland bringen!", dachte sich Katharina, verstand aber die Maßnahmen; ja, sie unterstützte derlei Maßnahmen sogar. Denn es wäre mehr als gefährlich, wenn Ebola in einer turbulenten Stadt wie New York, Tokio oder auch Berlin ausbrechen würde. „Gottseidank ist Ebola nur auf Nigeria und Liberia beschränkt", dachte sie sich. Und als sie dann in das große Zelt trat, das überwiegend wie ein riesiger Wartebereich aufgebaut war, und sie die Bildschirme mit Nachrichten aus Deutschland und aller Welt wahrnahm, dachte sie „Scheiße!" Denn auf diesen Bildschirmen flimmerten brandaktuelle Nachrichten. Da zog eine hellrote Linie unten am Bildschirm entlang, auf der mit weißen Buchstaben stand:

+ + + EILMELDUNG: Die Zahl der Ebola-Infizierten in Berlin ist innerhalb von drei Tagen auf 550 angestiegen. + Die Stadt ist vollkommen abgeriegelt. Lager für Infizierte und gefährdete Personen wurden auf dem noch nicht geöffneten Flughafen BER eingerichtet. + Hochsicherheitslager auf BER beherbergen 10.000 gefährdete Personen und 550 Infizierte + + +

Katharina blieb vor Schreck stehen und starrte wie hypnotisiert auf die sich ständig wiederholende Eilmeldung auf dem Bildschirm. Die bewegten Bilder der Nachrichten zeigten dann wohl auch Szenen aus den Lagern auf dem glücklicherweise noch nicht geöffneten Flughafen BER, der ein idealer Platz dafür war. Katharina war fassungslos. Davon hatten sie in Nigeria überhaupt nichts mitbekommen. Kein Wunder, dass sie hier so abgeschottet wurden, sie kamen aus einem Land mit höchster Ansteckungsgefahr! Und wenn jetzt schon in Berlin 500 Menschen infiziert waren, wie viele waren es denn weltweit? Katharina schluckte erneut als sie die nächsten Bilder von BER im Fernsehen sah. Da stand ein Flugzeug direkt vor einem großen mit mehreren kleinen verbundenen Zelten. Darunter die Einblendung:

Erneut Flugzeug aus Nigeria in BER gelandet.

Sie waren gar nicht in Tegel. Sie waren bereits IN einem dieser Auffanglager auf dem Flughafen BER. Nun hörte sie auch den Hubschrauber des Nachrichtensenders, der über ihnen schwebte und die Livebilder übertrug. Katharina wurde leicht schwummrig und sie setzte sich auf einen Platz in einer der aufgebauten Stuhlreihen. Dann kam ein gutes Dutzend medizinisches Personal in hellgelben Spezialanzügen in den Bereich, in dem sie sich aufhielten, und fing an, die Angekommenen aufzuklären und zu untersuchen. Katharina wurde schlagartig klar, dass sie nun mittendrin war - unter möglichen Infizierten - und hier so schnell nicht wieder heraus kommen würde. Wenn sie nicht sogar schon infiziert war ...

Bei dem Gedanken daran wurde ihr schlecht. Ihr trat der Schweiß auf die Stirn und sie fing am ganzen Körper an zu zittern. Ihre Magensäure machte sich bemerkbar, sie würgte und hustete und schließlich musste sie sich übergeben. Da sie keine große Wahl hatte, und alles sehr schnell ging, sprang sie zu einem Papierkorb in der Nähe und spie dort hinein. Sofort kamen vier der bewaffneten Männer in ihren Schutzanzügen auf sie zu gerannt, umringten sie, und zwei der medizinischen Kräfte kümmerten sich um sie.

„Scheiße!", war das Einzige, was ihr nun durch den Kopf ging. Was mussten die wohl jetzt von ihr denken? Dass sie infiziert war? Dabei war ihr doch nur schlecht geworden. Oder etwa nicht? War sie am Ende vielleicht sogar schon infiziert? Ihr Herzschlag wurde deutlich schneller und Angstschweiß kam ihr auf die Stirn. „Nein, nein, nein, das ist schlecht, reiß Dich zusammen!", feuerte sie sich in Gedanken an. „Wenn die das mitbekommen, dann bist Du sofort im Bereich der Infizierten und dann stirbst Du!"

HAMBURG

Das Wetter spiegelte die aktuelle Stimmung wider. Ein feiner Regen fiel seit Stunden wie Bindfäden vom Himmel herunter und legte sich über Hamburg. Völlig durchnässt schlich Gerrit Hermann nachdenklich durch die Straßen. Der hagere Mann war Mitte 50 und sein aschfahles Gesicht voller Sorgenfalten. Zu viel war in den letzten Wochen geschehen, um einfach spurlos an ihm vorüberzugehen. Als Pathologe war er es gewohnt, dass viele Tote seinen Weg kreuzten, aber was er in letzter Zeit mit ansehen musste, war erschütternd.

Gerrit schlurfte durch einen Eingang in das Gebäude der Pathologie in der Universitätsklinik in Hamburg-Eppendorf. Die große gläserne Schiebetür öffnete sich automatisch, als er ihr in ungemindertem Tempo entgegentrat. Ein Außenstehender hätte wohl kurz gezuckt, weil es aussah, als würde Gerrit direkt mit der Glastüre kollidieren. Doch seine Schrittgeschwindigkeit passte exakt zum Öffnungsmechanismus der Automatiktür. Die Begrüßung durch den Pförtner erwiderte Gerrit nur mit einem kurzen Anheben seiner linken

Hand. Sein Blick blieb weiter auf den Boden gerichtet. So, als würde er zehn Meter vor sich einen Punkt fixieren.

Nachdem er sich in seinen knallroten, luftdichten Overall gehüllt hatte, machte er sich auf den Weg in den kleinen Pausenraum. Den Helm, der den Anzug dann letztendlich abdichtete, hatte er noch nicht aufgesetzt. Er hatte vor, sich noch eine Tasse Tee zu gönnen, bevor er sich wieder in die Arbeit stürzte.

Gedankenverloren stand er an der kleinen Kaffeetheke und rührte seinen Tee.

„Gerrit, hörst Du mir überhaupt zu?" Die Stimme wurde ungeduldig, als Gerrit wieder zu sich kam, seinen Kopf ein wenig schüttelte, als könne er seine Gedanken abschütteln, und auf seine linke Seite schaute.

„Ein Penny für Deine Gedanken", lächelte ihn sein Kollege Michael Niederer an.

„Oh entschuldige bitte, Michael, ich war …"

„… in Gedanken, ist schon klar", vollendete Michael den Satz seines Kollegen und Freundes.

„Dich nimmt die Sache hier gewaltig mit, oder?"

„Das kannst Du laut sagen. Ich weiß nicht so recht, was ich tun soll", entgegnete ihm Gerrit mit einem etwas hilflosen Blick.

„Wie meinst Du das?", hakte Michael nach.

„Ist Dir noch nichts an den vermeintlichen Ebola-Opfern aufgefallen?"

„Was soll mir da auffallen? Ich weiß nicht, auf was Du hinaus willst."

„Setz Dich." Und damit wies Gerrit mit seiner Hand auf einen der Stühle vor ihnen, zog den nächsten zu sich heran, und setzte sich ebenfalls.

„Wir haben ja alle noch keine Erfahrung mit Ebola-Opfern gehabt, aber mir ist neu, dass diese eitrige Geschwüre ausbilden. Und dies sowohl auf der Haut als auch an den Organen. Ich habe das nachgeschlagen und nirgendwo in der Literatur sind diese Symptome für Ebola-Erkrankungen nachgewiesen worden. Unsere Ebola-Opfer haben aber alle solche eitrigen Geschwüre. Woher könnte das kommen? Mir ist das schleierhaft." Gerrit schaute Michael mit erwartungsvollem Blick an, ganz so, als würde dieser nun endlich seine tausend Fragezeichen, die sich in seinem Kopf tummeln, auflösen.

„Das ist mir schon aufgefallen, aber ich habe dem keine größere Beachtung geschenkt", gab Michael zu. Er nahm einen großen Schluck seines noch dampfenden Kaffees und nutzte die Zeit, um ein wenig nachzudenken. Tatsächlich war ihm noch nie aufgefallen, dass diese Geschwüre im Zusammenhang mit Ebola erwähnt wurden.

„Was denkst Du?", fragte Michael dann seinen Freund und Kollegen Gerrit, „Haben wir es mit etwas anderem zu tun?"

„Nein, das denke ich nicht. Alle anderen Symptome sind eindeutig auf den Ebola-Erreger anzuwenden. Und schließlich haben auch Virologen das Virus identifiziert. Aber vielleicht sollten wir ein paar Fachleute informieren und fragen, ob diese Symptome auch noch woanders aufgetaucht sind?" Dann trank auch Gerrit von seinem Tee und verzog schmerzlich das Gesicht, als er bemerkte, dass der Sud noch kochend heiß war.

„Ich habe Linda Warrington auf einer Fachkonferenz in Frankfurt im vergangenen Jahr kennengelernt. Ich weiß, dass sie auch mit dem aktuellen Virus arbeitet. Soll ich sie mal anrufen?"

„Mach das!", bestätigte ihn Michael. „Und schick ihr gleich ein paar Bilder der Geschwüre, damit sie etwas in der Hand hat."

„Gute Idee", nickte Gerrit zustimmend. „Und wir sollten nachher auch noch ein paar Proben der Geschwüre nehmen."

FRANKFURT / MAIN

In der Redaktion des Boulevardmagazins „Zonenspiegel" ging es wieder einmal hoch her. Wie immer kurz vor der Abgabe der Druckdateien des wöchentlich erscheinenden Magazins, das die letzten Jahre einen steten Erfolgskurs an die Spitze des deutschen Marktes genommen hatte. Das Erfolgsgeheimnis war wohl, und da waren sich alle Experten einig, die gelungene Kombination aus Onlinemagazin, der Präsenz auf allen möglichen Social Networks und der Printausgabe, die immer noch etwas mehr an Informationen bereithielt, als die Onlineausgabe. Zusammen mit den provokativen Inhalten, die sich durch die Promilandschaft, aber auch durch die Machenschaften der Politik und Weltwirtschaft zogen, war dies ein durchaus erfolgreiches Konzept.

Manfred Tintenklecks war gerade dabei, letzte Änderungen an seinem Artikel vorzunehmen. Er hatte nur noch ein paar Minuten, um die Wünsche seines Chefredakteurs umzusetzen.

Klack, klack, klack … ratterten die Tasten unter seinen Fingern.

„Klecksi", säuselte eine verführerisch erotische Stimme ihm zu, „Klecksi, ich hab hier etwas für Dich. Ist mit einem Boten gekommen."

Klecksi! Dieser Spitzname verfolgte ihn schon seine gesamte Laufbahn von Redaktionsbüro zu Redaktionsbüro. Es war nicht gerade erfreulich, diesen Nachnamen zu tragen, wenn man als Journalist durchstarten wollte. Aber Manfred musste zugeben, dass, obwohl er den Namen hasste, dieser ihm auch einige Türen geöffnet und er auch eine gewisse Berühmtheit durch diesen erhalten hatte. Seine Beiträge wurden nicht mehr mit seinem eigentlichen Namen gezeichnet, sondern mit einem Tintenklecks.

M.

Der Klecks war mittlerweile sogar sein rechtlich geschütztes Markenzeichen geworden. Doch dieser Spitzname „Klecksi" war ihm ein Horror. Auch wenn ihn die süße Stefanie hauchte, wie es sonst niemand konnte. Die Blondine war die Sekretärin seiner kleinen Redaktion, die er sich in den Reihen des Zonenspiegels aufgebaut hatte. „Seine Redaktion" bestand neben ihm und der blonden 25jährigen Schönheit Stefanie aus dem Fotografen Ralf Meinhardt und seiner rechten Hand, dem gebürtigen Namibier Wesley Horaeb.

Alle Mitglieder seiner Redaktion waren handverlesen und Gold wert. Wesley beispielsweise war für die Recherchen zuständig und ackerte im Hintergrund, während Manfred seinen Kopf in die Öffentlichkeit hielt. Der Namibier war 1,85 groß und schlank, hatte seine Haare so kurz geschoren, dass man schon fast von einer Glatze sprechen konnte. Doch ganz abrasieren wollte er sie dann doch nicht. Der sportliche junge Mann war knapp 30 und sehr agil. Manfred fragte sich oft, wie Wesley seinen doch stressigen Job in der Redaktion mit seinen ganzen Hobbys unter einen Hut bringen konnte. Er joggte täglich

Dutzende Kilometer, spielte Squash und Basketball im Verein, liebte es, regelmäßig in einer Halle an einer künstlichen Bergwand zu klettern als wäre er Spiderman höchstpersönlich. Dann ging er noch zwei Mal wöchentlich in ein Sportstudio und war leidenschaftlicher Pilot. Und das alles trotz eines 12-Stunden-Arbeitstages.

Manfred war froh, sich nach einem langen Bürotag noch ein Essen an einer Currywurstbude zu gönnen, und der einzige Sport, den er sich gönnte, war Fußball. Doch hier war er lediglich auf den Rängen unterwegs, als Anhänger der Frankfurter Eintracht mit einer Dauerkarte ausgestattet.

„Klecksi" schaute unwirsch nach oben, ohne den Kopf zu bewegen.

„Schatz, ich hab jetzt keine Zeit, leg es da auf den Tisch" bedeutete er ihr kurz und knapp und ratterte weiter in die Tasten.

„Aber es scheint wichtig zu sein."

„Nichts ist so wichtig wie der Annahmeschluss, das weißt Du doch genau. Ich bin in fünf Minuten fertig, dann schau ich mir das an."

„Okay Boss", flachste Stefanie, warf den Umschlag auf den überfüllten Schreibtisch und tippelte mit wippendem Hintern davon.

Fünf Minuten später flog die Tür zu Stefanies Vorzimmer auf. Manfred kam herein und wedelte mit dem Umschlag, den sie ihm kurz vorher auf den Schreibtisch gelegt hatte.

„Süße, das kam mit einem Boten sagst Du?"

„Ja, der Mann wollte warten, er müsste draußen auf dem Flur sitzen", flötete sie ihrem Chef entgegen und wollte gerade aufstehen, um zur Tür zu gehen, als dieser schon mit riesigen Schritten dort hineilte. Im Flur, auf dem eine Reihe mit Besucherstühlen stand, fand er aber niemanden.

„Verdammt, er ist weg!", fluchte Manfred Tintenklecks, als er wieder in das Vorzimmer kam.

„Stefanie, hast Du eine Kontaktadresse oder so von dem Boten?"

„Nein, er sagte, in dem Kuvert wäre alles Wichtige. Und dass es sehr dringend sei."

„Verdammt!", wieder fluchte Manfred vor sich hin. Dann ging er zurück in sein Büro.

„Ach Stefanie … schick mir doch bitte Wesley rüber", gab er seiner flotten Sekretärin an, bevor er im Büro verschwand.

BERLIN, BER

In der großen Halle, die früher einmal als Eincheckbereich für die Lufthansa im Terminal 1 des Flughafens BER vorgesehen war, drängten sich nun etwa 300 verstörte Reisende. Die Planer und Stadtoberen, aber auch die Flugreisenden selbst, hatten sich den ersten Einsatz dieses bereits lange vor Fertigstellung als internationales Drehkreuz krisengeschüttelten Flughafens wesentlich anders vorgestellt.

Dutzende in absolut dichte Schutzanzüge gehüllte Krankenpfleger und Ärzte tummelten sich zwischen den hier gestrandeten Reisenden, die nichts ahnend aus dem Urlaub zurückkehrten, oder als Geschäftsreisende unterwegs waren. Katharina Bachmann war wohl die Einzige, die wirklich Kontakt zu Ebola-Opfern hatte. Die anderen wurden aus reiner Vorsicht isoliert und untersucht. Sie würden die nächsten 28 Tage hier in Isolation bleiben. Sieben Tage länger, als die Inkubationszeit des Ebola-Erregers. Damit würde man absolut sichergehen, dass eine weitere Ausbreitung unmöglich war.

„Katharina Bachmann?"

Kathy fuhr herum, als sie ihren Namen hörte. Sie war gerade mitten in der Untersuchung und bekam von einem jungen Mann einige Ampullen Blut abgenommen.

Kathy konnte nicht einschätzen, wer das war, der sie gerufen hatte. Durch den Umstand, dass alle Ärzte diese Schutzanzüge trugen, sah sie den Rufenden nicht. Erst als er sehr nah war und erneut rief: „Katharina Bachmann! Sie sind es wirklich!", sah sie durch die Plexiglas-Scheibe des Helmes, wer das war.

„Manfred?", stutzte sie, „Manfred! Ja klar! Eigentlich hätte ich wissen müssen, dass Du hier bist", rief sie erfreut, während der Pfleger ihr die vierte Ampulle Blut abnahm.

„Wie kommst Du hierher?", konterte Dr. Sauer mit einer Gegenfrage.

„Ich war in Lagos und habe die Opfer dort versorgt. Aber dann dachte ich, es wäre wohl besser, wenn ich wieder nach Berlin käme, denn dort bin ich überqualifiziert. Aber ich hätte wohl lieber vorher jemanden anrufen sollen", schaute sie ihn ein wenig traurig an und machte mit der freien Hand eine ausladende Bewegung und deutete auf ihr Umfeld.

„Ja, Du hättest mich anrufen sollen. Du musst doch nicht hier im Lager zwischen den anderen sitzen! Du bist eine von uns!", lächelte ihr Dr. Sauer zu.

Der Pfleger schaute etwas verdutzt zu dem Virologen auf, der sich durch einen breiten, roten Streifen am Ärmel von den anderen Helfern unterschied.

Dr. Sauer betätigte eine Taste an einem Gerät, das er um das Handgelenk trug, und sprach in ein Mikrofon, das wohl in seinem Helm befestigt war.

Kurz darauf kamen zwei weitere Helfer in Schutzanzügen. Dr. Sauer redete kurz mit ihnen, wies dabei auf Kathy, die immer noch auf der Bettpritsche saß, die eigentlich für die nächsten 28 Tage ihr Zuhause sein sollte. Einer der beiden Helfer reichte ihr einen Stapel zusammengefaltete weiße Kleidung.

„Ziehen Sie das an und lassen Sie alle andere Kleidung, die Sie gerade tragen, hier."

Der Zweite nutzte die Gelegenheit und verpasste ihr von der Seite eine Spritze in den rechten Oberarm.

„Autsch!", rief Katharina laut und schaute giftig in die Richtung, aus der der Schmerz kam. Sie sah noch eine grünliche Flüssigkeit in ihrem Oberarm verschwinden und funkelte dann ihren Peiniger an: „Was war das?"

„Vitamine, Kathy, reine Vitamine. Das soll Dich nur aufbauen", fiel Dr. Sauer ein, bevor der andere Helfer etwas zu seiner Verteidigung sagen konnte.

„Vitamine?" Kathy konnte das nicht recht glauben. Aber was sollte es sonst sein, was man ihr einfach so, ohne Befund, in den Oberarm spritzte. Dann zog sie sich aus und schlüpfte in die Klamotten, die ihr gebracht worden waren.

„Kathy, die beiden kümmern sich um Dich. Du wirst Dich noch ein wenig ausruhen müssen. Aber wir sehen uns heute Nachmittag, in Ordnung?" Ohne eine Antwort abzuwarten, streichelte er mit seinen Handschuhen ihren gepeinigten Oberarm und verschwand in der

Menschenmenge. Die anderen beiden halfen ihr, sich anzuziehen und brachten Katharina zu einem Elektro-Buggy, mit dem sie durch ewig lange Gänge fuhren. Vorbei an medizinischem Personal und auch Militär, bis sie in einem anderen Bereich des BER ankamen. Dort waren ursprünglich Büros für die Fluggesellschaften vorgesehen gewesen. Doch nun waren diese in einigermaßen luxuriöse, den Umständen entsprechende, Wohneinheiten verwandelt worden. Kathy bekam eine etwa 20m2 große Koje zugewiesen, die neben einem Bett mit Nachttischchen, einen Schreibtisch mit Stuhl, einen Fernseher und einen Kleiderschrank aufwies. Neugierig sah sie sich um. Ihre Begleiter, die sie die ganze Zeit über stumm begleitet hatten, öffneten den zweiflügeligen Schrank und Kathy sah, dass dieser komplett mit verschiedenen, jedoch durchweg weißen Klamotten ausgestattet war. Sie fingerte darin herum, zog einen Pullover heraus, hielt ihn vor sich hin, zog eine Unterhose heraus, die schmucklos und von lediglich praktischer Form war, hielt diese ebenso vor sich hin und kommentierte das Ganze dann mit: „Na ja, schick ist etwas anderes!"
„Bad und WC sind gleich rechts um die Ecke. Dort finden Sie auch Spender mit Seifen, Desinfektionsmitteln und allem, was Sie benötigen", antwortete einer der Begleiter ungefragt und ohne auf ihren Hinweis mit den Kleidern einzugehen.
„Wir holen Sie dann gegen 16 Uhr hier ab. Bitte verlassen Sie nicht die Wohneinheit so lange Sie keine ausgewiesene Zugangsberechtigung haben. Diese erhalten Sie dann später, wenn wir Sie abholen."
„Vielen Dank!", konnte Kathy ihnen noch zurufen, dann waren ihre beiden Begleiter verschwunden.
Kathy setzte sich auf das Bett und stellte mit Wohlwollen fest, dass es sehr bequem war. Dann zog sie ihr weißes Hemd mit zwei Fingern etwas nach vorne, ließ es wieder los und brummelte: „Sehr schick."

HAMBURG,
UNIVERSITÄTSKLINIKUM

Mit hochgezogenen Augenbrauen las Gerrit die Email laut vor, die er heute von der Virologin Dr. Linda Warrington erhalten hatte.

„… weisen die uns übersandten Proben keine Auffälligkeiten einer von Ihnen angenommenen Abweichung des Ebola-Stammes auf. Vielen Dank für Ihre Aufmerksamkeit und weiterhin viel Erfolg bei Ihrer Arbeit, Ihre Dr. Linda Warrington"

„Sag mal, ist die bescheuert?", entfuhr es Michael Niederer, der Gerrit die ganze Zeit aufmerksam gelauscht hatte. „Keine Auffälligkeiten! Das kann doch gar nicht sein! Die kann mir doch nicht erzählen, dass diese gelbe Scheiße keine Auffälligkeit ist." Wütend stand er von seinem Bürostuhl auf und stampfte ziellos durch den Raum.
„Ja, das verwundert mich auch etwas, muss ich zugeben", stammelte Gerrit etwas kleinlaut. Er wusste nicht, was er dazu sagen sollte. Die Auffälligkeiten lagen auf der Hand. Das musste doch jeder sehen, der die Proben nur augenscheinlich untersuchte.
„Und einem Pathologen noch „weiterhin viel Erfolg bei Ihrer Arbeit" zu wünschen ist geradezu lächerlich!", polterte Michael Niederer aus der Ecke, in die er gelaufen war. Gerrit lachte laut.
„Ja, das ist wirklich ein Witz." Dann lachten beide laut auf und konnten sich kaum noch beruhigen.
Gerrit musste dermaßen lachen, dass er feuchte Augen bekam. Er wischte sich mit dem Zeigefinger eine Freudenträne von der Wange und versuchte dann, halb lachend, wieder zu einem normalen Gespräch zurückzukehren.
„Und was machen wir jetzt? Wenn noch nicht mal die in Berlin die Situation richtig einschätzen können?"
„Wir suchen uns ein Labor, das unsere Proben untersuchen kann. Ich habe da noch Kontakt zur Fresenius Hochschule hier in Hamburg, die haben ein Biotechlabor. Da kenne ich jemanden", jubelte Michael.
„Das ist doch sicher ein weiblicher „Jemand", oder?", flachste Gerrit.
„Natürlich", lächelte Michael und hob schon den Hörer des Telefons ab, um eine Nummer zu wählen, „und sie ist mir noch etwas schuldig."

Eine Stunde später waren Gerrit und Michael in einem Warteraum am Campus der Fresenius Hochschule in Hamburg.
„Michael!", rief eine junge, zierliche Blondine, die in einem weißen Minirock und kurzem, weißem Top gekleidet in den Warteraum kam und Michael Niederer um den Hals fiel.

„Verena, das hier ist mein Boss, Gerrit Hermann. Wir wollen Dich um etwas bitten. Es ist sehr wichtig."

Nach einer sehr netten Begrüßung, bei der Gerrit die blonde Schönheit von Kopf bis Fuß musterte, streckte Gerrit ihr einen kleinen, Kunststoffkoffer, auf dem ein „Bio-Hazard-Emblem" in grellem Gelb-Schwarz prangte, entgegen.

„Wir müssen das hier untersuchen."

Verena machte instinktiv einen Schritt rückwärts, als sie das Emblem sah, und schaute hilflos zu Michael hinüber.

„Das ist von einem Ebola-Opfer, das wir im Keller haben", kommentierte Michael die Geste seines Vorgesetzten.

„Wir haben da einige Auffälligkeiten entdeckt und wollen das nun eingehend untersuchen, haben aber nicht die nötigen Mittel dafür."

„Michael, Ihr könnt doch nicht einfach so ein tödliches Virus hier herbringen!", tadelte Verena ihren Bekannten.

„Das ist ganz gut verpackt, da passiert nichts. Aber wir brauchen wirklich dringend Eure Geräte im Bio-Labor. Wir machen das auch alles selbst und sichern natürlich alles ab."

Wie zum Beweis hielt Gerrit eine große Tüte in die Höhe, in der die Schutzanzüge der beiden steckten.

„Na gut, dann kommt mit. Ich habe das Labor schon geblockt, als Ihr angerufen habt. Ihr könnt den ganzen Nachmittag rein, und wenn es länger dauern sollte … erst um 9 Uhr morgen früh wird es wieder gebraucht. Da muss dann alles wieder tipptopp sein!"

Beide lächelten Verena herzlich an und folgten ihr über einen langen Flur bis zu einem Fahrstuhl.

FRANKFURT / MAIN

„Herein!"

Wesley streckte mit einem fragenden Blick seinen Kopf durch die halb geöffnete Tür.

„Kann ich rein kommen?"

„Seit wann fragst Du so höflich? Rein mit Dir!", frotzelte Michael, der mit seinem Fotografen, dem Mittfünfziger Ralf Meinhardt, zusammensaß und Fotos für eine seiner nächsten Reportagen auswählte.

„Es geht um die Unterlagen, die Du mir gegeben hast mit dieser Verschwörung."

„Oh ja! Hast Du da etwas Spannendes entdeckt?"

„Was für eine Verschwörung?", erkundigte sich Ralf, der bisher noch nicht mit den Unterlagen betraut war.

„Ein seltsamer Bote hat mir Unterlagen zugespielt, die angeblich Hinweise darauf sein sollen, dass die großen internationalen Banken eine Verschwörung angezettelt haben, und die Ebola-Seuche von denen sozusagen „inszeniert" worden ist, um die Menschheit zu dezimieren", erklärte Michael.

„Du meine Güte! Was für ein Quatsch!", bemerkte Ralf und ergänzte gleich darauf: „Du glaubst doch diesen Mist nicht, oder?"

„Natürlich nicht, aber da Ebola ja zurzeit DAS Thema ist, wollte ich auf jeden Fall mal nachgehen. Wesley, was hast Du herausgefunden?"

Wesley setzte sich auf den zweiten Ledersessel, der vor dem ausladenden Schreibtisch von Michael Tintenklecks stand. Er hatte einen großen Stapel an ausgedruckten Unterlagen dabei.

„Das meiste ist wirklich nichts", begann er, holte aber dann tief Luft, um weiter auszuholen. „Aber nachdem ich ein paar Stunden im Internet herumgesurft bin, habe ich dann schon ein paar spannende Dinge herausgefunden. OK, ich glaube, das mit den Banken an sich können wir vergessen. Das wurde aber eventuell von dem Informanten falsch interpretiert. Denn es gibt schon Verbindungen zu einigen großen Bankhäusern, diese stammen aber von Anteilseignern der Banken, die im Hintergrund die Fäden ziehen. Da scheinen wohl ein paar große Familien die Fäden aller relevanten Banken Europas in der Hand zu haben. Alleine das wäre schon eine Story wert, die wir im Auge behalten sollten." Damit machte er eine kurze Pause, um das Gesagte bei seinen Zuhörern sacken zu lassen. Diese fixierten ihn und warteten ungeduldig, dass es weiter ging. Er hatte ihre volle Aufmerksamkeit.

„OK, mit Ebola an sich hat das aber nichts zu tun. Eher mit geheimen Absprachen untereinander, Zinsabsprachen und dergleichen. Wenn Du willst, habe ich da genügend Material zusammen, um etwas Spannendes und Belegbares zu berichten", dabei deutete er auf den Stapel Papier vor sich.

Michael streckte seine Hand aus, um den Stapel in Empfang zu nehmen, legte diesen dann in eine Ecke seines Schreibtisches und wies Wesley an, weiter zu machen.

„Aber bei der Ebola-Sache scheint es doch ein paar Ungereimtheiten zu geben. Es ist schon sehr außergewöhnlich, dass die Seuche außerhalb Afrikas sich dermaßen schnell verbreitet. Es gibt einige Fachstimmen, die das total ad absurdum führen. Bei dem guten hygienischen Standard in den westlichen Ländern dürfte sich die Seuche hier eigentlich nicht wesentlich verbreiten. Trotzdem haben wir mittlerweile 20.000 Fälle in ganz Deutschland, und davon 3.000 Tote. Weltweit sind wir bei stolzen 200.000 Todesfällen bisher."

„Nun, das ist vielleicht merkwürdig, aber noch lange keine Verschwörung", wandte Ralf ein.

„Stimmt, aber es geht ja noch weiter", feixte Wesley.

„Die Zahlen sind schon erschreckend, aber was wirklich beängstigend ist, ist die Tatsache, dass seit mehr als einem Jahr weltweit die unglaubliche Zahl von 10 Millionen Spezialsärgen bereitsteht, um die Tote dieser Epidemie aufzunehmen."

Nun schauten die beiden ihn ungläubig und mit großen Augen an.

„10 Millionen?", vergewisserte sich Ralf.

„Genau! 10 Millionen spezielle Särge, die bis zu fünf Menschenkörper aufnehmen. Sie sind absolut luftdicht verschlossen und können platzsparend gelagert werden."

„Das sind 50 Millionen Tote, die sozusagen ‚entsorgt' werden können?", Michael war fassungslos.

„Genau! Das ist der Wahnsinn! Und die Dinger liegen überall, wo die Seuche momentan wütet, und das schon seit Jahren. Sie wurden nach und nach, unbemerkt von der Öffentlichkeit, hergestellt und an die verschiedenen Stellen geschafft und eingelagert."

„Wie soll man einen solch großen Auftrag verschleiern?", fragte Michael.

„Die Firma, die diese Dinger herstellt, ist ein Betrieb der US Army. Ein Kunststoff verarbeitendes Unternehmen, das eigentlich offiziell Transportboxen herstellt, die für die US Army und andere Waffengattungen benötigt werden. Allerdings haben die ganze Fabriken am Laufen, die ausschließlich diese Särge herstellen. Seit Jahren. Das macht man nicht einfach nur so auf Verdacht."

„Das leuchtet ein. Niemand würde einen solch großen Batzen aus dem Etat, was diese Fabriken mit ziemlicher Sicherheit kosten, aufwenden, nur um für einen Notfall gerüstet zu sein. Nicht in dem Ausmaß!", schnaubte Michael.

„Gibt es dafür Belege?", wollte Ralf wissen.

„Satellitenaufnahmen, Fotos, Lieferscheine, Kopien von Aufträgen für die Rohstofflieferungen etc. Habe ich alles hier gesammelt." Wieder legte Wesley einen kleineren Stapel an Dokumenten auf den Tisch.

„Das ist höchst interessant", bemerkte Michael, während er die Fotos durchsah.

„Und das ist nicht alles, das auf einen gezielten Einsatz von Ebola hinweist. Ich habe noch einiges, das ich erst noch nachprüfen muss. Da ist sicher auch wieder viel Schrott dabei, aber ich kann mir vorstellen, dass sich eine tiefer gehende Recherche lohnt."

„Es legt sich doch niemand Särge für 50 Millionen Leute einfach so in den Vorgarten!", Michael war schockiert.

„Eines der Lager ist in Darmstadt", warf Wesley den beiden zu. Die schauten ruckartig von ihren Bildern auf, die sie sich betrachteten.

„Wollen wir da mal hin und unsere Nasen rein stecken?"

„Das ist eine tolle Idee! Ich bin dabei!" Ralf war sofort Feuer und Flamme.

Und auch Michael stimmte zu. Und schon eine Stunde später saßen sie in Ralfs 12 Jahre alten Volvo Kombi und waren auf dem Weg nach Darmstadt.

BERLIN, BER

Um kurz nach 16 Uhr fand sich Kathy bei Manfred Sauer in dessen Büro ein. Der war mittlerweile nicht mehr in einen Sicherheitsanzug, sondern in einen normalen Arztkittel gekleidet. Darunter trug er Jeans und ein weißes Polo-Shirt von Ralph Lauren.

Nun sah Kathy wieder, welch gut aussehender Mann er eigentlich war. Er war Ende vierzig und hatte volles braunes, an den Schläfen grau meliertes Haar, ein markantes Kinn und ein charmantes Lächeln, das sicher so manches Frauenherz zum Schmelzen brachte. Ein Vergleich mit George Clooney wäre sicher nicht unangebracht. Kathy spürte, wie ihr die Beine etwas zitterten. Ob dies vom Anblick Manfred Sauers herrührte, oder von der Aufregung, die sie heute und die letzten Tage hatte, wusste sie nicht.

„Kathy, es ist ein Glücksgriff, dass Du hier bei uns gelandet bist. Wir können Dich sehr gut in unserem Team gebrauchen", begann Dr. Sauer das Gespräch. Dann wies er ihr mit der Hand einen Platz in einem der Sessel vor seinem Schreibtisch an.
Sauer servierte frisch gebrühten Earl Grey mit Sahne und Kandiszucker, den Katharina gerne annahm. Allein der Duft der Bergamotte, der von dem karamellfarbenen Gebräu verströmt wurde, sorgte für ein wohlig warmes Gefühl in ihrer Magengegend. Und nach dem ersten Schluck des süßlich-aromatischen Tees ging es ihr wieder besser.
„Oh, das tut gut!", lobte Kathy den Teegenuss.
„Das stimmt, so eine Tasse guten Tees kann Wunder bewirken", lächelte ihr Sauer zu.
„Kathy, dass die Situation reichlich dramatisch ist, muss ich Dir nicht erzählen, Du hast das Ganze vor Ort in Lagos miterlebt. Und anders als in Lagos arbeiten wir hier vergleichsweise mit idealen Bedingungen."
Kathy nickte zustimmend.
„Allerdings ist die Situation trotzdem nahezu so schlimm, wie sie in Lagos ist. Wir haben momentan 3.000 Todesfälle und 20.000 Infizierte in Deutschland zu beklagen und das ist untragbar. Die Situation ist dermaßen problematisch, dass die Kanzlerin kurz davor steht, eine Ausgangssperre über die Republik zu verhängen, um das Ansteckungsrisiko einzudämmen."
Kathy schluckte.
„Und das Schlimmste ist, wir wissen nicht, warum wir so viele Infizierte haben. Die Ansteckung durch Körperflüssigkeiten ist in vielen Fällen, die wir haben, nicht gegeben. Trotzdem konnten wir keinen Nachweis finden, dass das Virus durch die Luft übertragen wurde. Wir stehen vor einem Rätsel. Und Du, liebe Katharina, kannst uns dahin gehend unterstützen, dass Du mit uns daran arbeitest, dieses Rätsel zu lösen.

Du bist eine Koryphäe in der Virologie und ich kann nur wiederholen, Du bist ein Glücksfall für uns."

„Vielen Dank, lieber Manfred. Es ehrt mich sehr, dass Du mich dermaßen lobst. Und ich bin ja auch aus diesem Grund aus Lagos zurück, da ich eingesehen habe, dass ich in der Forschung besser aufgehoben bin, als vor Ort."

„Ja, das war eine gute Entscheidung. Und hier, in BER, hast Du ideale Forschungsbedingungen. Wir haben alle Kapazitäten, die verfügbar waren, zusammengetrommelt und hier gebündelt. Wir haben die besten und neuesten Geräte und Rechner hier und eine einmalige Infrastruktur geschaffen. Darüber hinaus sind in BER auch alle bekannten Infektionsfälle gesammelt. Wir kontrollieren damit nicht nur deren Bewegungsfreiheit, sondern haben auch alle Möglichkeiten, diese in die Forschungen mit einzubeziehen."

„Ähm, Du meinst jetzt aber nicht, dass wir Experimente mit den Infizierten machen sollen?" Kathy war etwas erstaunt und ihre Ohren fingen an zu glühen.

„Experimente – das Wort klingt sehr hart. Wir haben die Zielgruppe hier, die froh darum ist, möglichst bald geheilt zu werden und die sicher alles ermöglicht, um uns zu helfen. Ich würde das so ausdrücken." Dr. Sauer lächelte gütig.

„Es sind und bleiben Menschenexperimente, Manfred. Egal wie Du es nennst." In Kathy staute sich Wut auf.

„Kathy, wir haben einfach keine Zeit, zuerst Dutzende oder Hunderte Versuchsgruppen mit Ratten oder Mehrschweinchen durchzuführen! Die Zeit drängt, denn die 20.000 Infizierten hier werden täglich mehr – obwohl wir jeden Tag Hunderte neue Todesopfer haben. Willst Du den Menschen dort draußen erzählen, dass wir Jahre brauchen, um ein mögliches Mittel zuerst an Ratten und anderen Versuchstieren zu testen, bevor wir es einsetzen können?" Manfred stand nun von seinem Bürostuhl auf und lief durch den Raum.

„In spätestens sechs Monaten haben wir allein in Deutschland 500.000 Opfer und weltweit geht es dann in den zweistelligen Millionenbereich! Wir haben es nicht mit einem einfachen Virus zu tun! Diese Form von Ebola ist keinem bekannt und wir wissen nicht, wie sie übertragen wird! Das Virus rafft in wenigen Tagen die Infizierten dahin! Wir müssen die

Infizierten in unsere Forschungen mit einbeziehen, anders versagen wir!"

Kathy wusste, dass er recht hatte. Doch in ihrem Inneren kämpfte ihr Schweinehund mit allem, was ihr heilig war. Engelchen und Teufelchen bekriegten sich, aber sie sah bald ein, dass in diesem Fall das Engelchen das Schlechte war. Sie mussten einfach die ehernen Gesetze beiseitelassen, und die Infizierten mit einbeziehen – Versuche am Menschen machen – damit sie möglichst schnell Erfolge vorweisen konnten. Anders waren sie, wie Manfred sagte, zum Scheitern verurteilt. Und was würde dies für die Bevölkerung bedeuten? Oder für die gesamte Menschheit?

„In Ordnung, ich bin dabei!", erklärte sie nach ein paar Minuten Bedenkzeit.

Manfred Sauer streckte ihr seine Hand entgegen, die von ihr gerne genommen wurde.

„Willkommen im Team! Dann stelle ich Dir mal Deine Kolleginnen und Kollegen vor."

DARMSTADT,
EHEMALIGER AUGUST-EULER-FLUGPLATZ

„Habt Ihr Euch eigentlich auch schon Gedanken gemacht, wie wir da überhaupt rein kommen sollen?", fragte Ralf seine beiden Kollegen vom Rücksitz des Volvo her.

„Das ist eine gute Frage. Klingeln wird wohl keine gute Idee sein", flachste Wesley und ließ mit einem breiten Grinsen seine schneeweißen Zähne blecken, die aufgrund seiner dunklen Hautfarbe noch mehr leuchteten, als man erwarten würde.

„Es geht sogar noch einfacher", mischte sich Michael Tintenklecks in das Geplänkel ein. „Wir fahren einfach rein."

„Wir machen was?", kam von beiden gleichzeitig die Antwort.

„Wir fahren einfach rein. Der Flugplatz war zwar ein Armeeflughafen der USA aber seit 2008 sind 25 Hektar wieder zurückgegeben worden, und die Fläche, die wir suchen, liegt genau dort am Rande dieses riesigen Gebietes. Etwas abgelegen und ohne Umzäunung."

„Aber …", versuchte Ralf einzuhaken.

„Ich kann auch googeln", grinste Michael, „… die Dinger sind frei zugänglich."

„Aber das kann doch nicht sein. Wenn das eine Verschwörung ist, können die das noch nicht einfach so herumliegen lassen?", rebellierte Wesley.

„Die beste Tarnung ist es, die Dinge nicht zu tarnen", ergänzte Michael, „denn die Verschwörungstheoretiker suchen nicht nach den offensichtlichen Dingen, sondern nach dem Geheimen. Und für die Verschwörer ist es doch die beste Ausrede, wenn die Sachen offen herumliegen."

„Ich fasse es nicht, die Dinger liegen wirklich offen herum", entfuhr es Wesley, als sie keine fünf Minuten später an ein abgelegenes Grundstück mit Lagerhallen kamen, auf dessen Gelände schon von weit her große, schwarze Kunststoffkübel zu sehen waren.

Kaum ausgestiegen legte Ralf los. Der Fotograf tat das, was sein Job ihm auftrug, er fotografierte aus allen Perspektiven wie besessen. Wo jeder „normale" Mensch nur ein oder zwei Fotos machen würde, knipste er Hunderte. Die anderen beiden schlichen um die Kübel herum, die umgedreht, mit der Öffnung nach unten, zu Hunderten gestapelt und auf großen Paletten gebündelt waren. In einer anderen Ecke des Geländes lagen die Deckel dieser monströsen, schwarzen Kisten, die sicher mehrere Menschen fassten.

Es dauerte nicht lange, bis Michael und Wesley einen offenen Stapel entdeckten, und einen der schwarzen Kästen aus dem Stapel herausnehmen konnten. Die Teile waren gar nicht mal so schwer und mit zwei Mann gut zu tragen. Umgedreht, nun mit der Öffnung nach oben, konnte man gut sehen, dass sie so gebaut waren, dass man drei voneinander getrennte Reihen hatte. Diese waren breit genug, um drei menschliche Körper nebeneinanderzulegen, und die Kiste hoch genug, um mindestens zwei „Lagen" zu erreichen. Die Deckel konnten mit einem umlaufenden Dichtungsring dermaßen befestigt werden, dass der riesige Sarg vollkommen luftdicht war. Der Boden des Sarges war so gearbeitet, dass man Staplertaschen hatte, diesen also mit einem Gabelstapler aufnehmen konnte. Die Böden und Deckel waren so gearbeitet, dass der Boden genau in eine umlaufende Vertiefung des Deckels passte. So konnte man die Dinger ohne Komplikationen sehr hoch und sicher stapeln.

„Eine perfekte Lösung!", raunte Michael Tintenklecks, als er das alles im Detail bestaunte. „Wesley, leg Dich mal rein!", rief er seinem Kollegen zu. Der, nicht zimperlich, kletterte in den riesigen Sarg, und legte sich in den mittleren der drei abgeteilten Bereiche. Sofort kam Ralf und knipste drauf los.
„Das gibt ein super Bild", feuerte er seinen Kollegen, der im Sarg lag, an. „Bleib so, das ist perfekt! Ein Schwarzer in einem Sarg für Ebola-Opfer … perfekt!"
„Stimmt, das hat noch mal einen gewissen Effekt", bestätigte Wesley.
„Ruhig, Du bist tot!", witzelte Ralf und knipste weiter aus allen Positionen.

„Ralf, komm mal her und nimm das auf!", rief ihm Michael aus einer Ecke zu.
Wesley schälte sich aus dem Sarg wieder heraus und die beiden folgten der Stimme von Michael durch ein paar Reihen gestapelter Sargkisten. Michael kniete vor einem der Stapel, drehte den Kopf und las ein Etikett, das dort aufgeklebt war.
„Fotografier das hier!", forderte Michael Ralf auf und deutete auf das Etikett.
„Ihr glaubt nicht, was dort steht!"

Ralf las die Aufschrift des Etiketts nun laut vor: „Das ist alles in Englisch, aber ich übersetze das mal: Entsorgungsbehälter E6, Kapazität 6 Personen, Projekt X430, Bestimmungsort Darmstadt, Griesheim, Germany, Auftraggeber NIG, Lieferdatum: 20.05.2002"

„Projekt X430 … ", murmelte Wesley, „ … das habe ich schon mal gehört oder gelesen, ich weiß aber nicht wo. Und was ist mit dem Datum? Die Dinger stehen schon 12 Jahre hier?"

„Das wurde alles schon lange geplant, dass die Särge hier sind. Die Frage ist, ob die wirklich hierfür gedacht waren oder für etwas anderes", grübelte Ralf.

„Hört Ihr das?", rief Michael den anderen zu, denn er war schon wieder weiter an dem nächsten Stapel Särge.
„Da kommt ein Fahrzeug", erklärte Ralf das Geräusch von Reifen, die auf Schotter fuhren. „Lasst uns verschwinden!", schlug Wesley vor.
„Ralf, zuerst noch ein Foto von dem hier …", rief Michael.
Flink wie ein Wiesel war Ralf bei seinem Chef und fotografierte ein weiteres Etikett, dann beeilten sie sich und gingen zum Auto. Dort angekommen holte Ralf eine Kanne Kaffee und ein paar Brote aus seinem Rucksack und verteilte sie. Als erfahrene Journalisten wussten Wesley und Michael sofort, was er wollte, und sie aßen und plauderten belangloses Zeug.
Plötzlich kam ein schwarzer Wagen um die Ecke. Ein Dodge Avenger, eine amerikanische Limousine, wie sie oft von Regierungsbeamten benutzt wurde, fuhr heran. Im Innenraum saßen zwei uniformierte Männer, die sie ganz genau beobachteten. Als diese sahen, dass die Drei ihre Mittagspause dort verbrachten, sprach einer der beiden in ein Funkgerät, wartete kurz auf Bestätigung und der Wagen fuhr dann mit deutlich größerer Geschwindigkeit weiter. Ralf ließ es sich nicht nehmen, den beiden im Wagen freundlich zuzuwinken.
„Du Spinner! Hoffentlich kommen die nicht zurück", kommentierte Wesley die Geste.
„Ach Quatsch, die können uns doch nichts anhaben, wir sind nur hier um unsere Mittagspause zu machen", gab dieser zynisch zurück.

Dann legte er einen Gang ein und fuhr los. „Ich denke, wir haben genug gesehen, oder?"
„Lass mal sehen, was auf dem Etikett steht", drängelte Wesley.
Ralf hielt ihm die Kamera nach hinten und sagte dazu: „Lies laut vor!"
„Oh Mann, das wird ja immer doller!", rief Wesley, als er das Bild vergrößert und darauf gelesen hatte. „Projekt X430, Einsatzgebiet Zone G3 Darmstadt Griesheim, Deutschland, Auftrag vom 03. April 1998 zur Verwendung Mai 2014, Lieferung 37 von 200 (60x100 Einheiten) Maximal 36.000 Personen."

„WOW!", rief Ralf und pfiff durch seine Zähne. „Das sind schlappe 7,2 Millionen Mann, die man mit den 200 Lieferungen wegschaffen kann."
„Im Kopfrechnen warst Du schon immer gut, Ralf", lobte ihn Michael.
„Wir müssen nun irgendwie herausfinden, wo die noch überall solche Lager haben."

HAMBURG,
FRESENIUS HOCHSCHULE

Es war mittlerweile sechs Uhr morgens, und die beiden Pathologen konnten sich nur noch mit Mühe wach halten. Sie hatten den ganzen Nachmittag, Abend und die Nacht durchgearbeitet und die Proben – in ihren Sicherheitsanzügen schwitzend – untersucht. Nun waren sie im Umkleideraum und zogen sich aus. Aus den Anzügen heraus traten zwei Männer, die tropfnass waren. Kein Quadratzentimeter ihrer Kleidung war mehr trocken, überall tropfte es.
„Oh Mann, ich habe sicherlich 5 Liter Wasser verloren", schimpfte Michael Niederer vor sich hin, während er sein Hemd zum Beweis auswrang. Gerrit musste lachen, als er ihn sah.
„Du brauchst nicht lachen, Du siehst nicht besser aus als ich", schimpfte Michael.
„Doch, ich glaub ich sehe auf jeden Fall besser aus, als Du", lachte der weiter.
„Aber es hat sich gelohnt … mit den Unterlagen hier können wir einiges anfangen. Bis wir die ausgewertet haben, das dauert noch ein wenig."
Damit hielt er einen USB-Stick hoch und seine Augen funkelten ein wenig.

Als die beiden kurze Zeit später wieder in ihrem Büro in der Pathologie der Universität waren, blinkte der Anrufbeantworter.
„Oh, mal sehen, wer etwas von uns wollte", kommentierte Gerrit das Blinken und drückte auf den Abspielknopf. Sein Anrufbeantworter war noch einer der alten Schule – mit Kassettendeck, auf denen die Anrufe aufgezeichnet wurden. Solange es der alte Anrufbeantworter noch tat, war er nicht geneigt, einen digitalen zu kaufen, nur um mit der Technik

zu gehen. Wobei diese Geräte auch schon wieder überholt waren, denn heutzutage nutzte man einfach eine Mailbox, die vom Anbieter digital zur Verfügung gestellt wird.

Man hörte ein Rauschen, das eindeutig darauf schließen ließ, dass der Anrufende mit dem Auto unterwegs gewesen war. Dann ein Klicken und eine männliche Stimme. „Sie sind auf dem richtigen Weg, Professor Hermann, bleiben Sie dem Projekt X430 auf der Spur." Gerrit Hermann schaute seinen Kollegen Michael Niederer ganz erstaunt an.

„Was war denn das?", sagte er zu sich selbst, ohne eine Antwort zu erwarten.

„Professor Hermann?", fragte Michael ebenso erstaunt.

„Keiner weiß, dass ich früher mal Professor war. So nannten mich lediglich meine Studenten und meine Ex-Frau", lachte dieser. „Das ist schon fast dreißig Jahre her!"

„Aber die Nachricht ist auch sehr ominös, oder?"

„Was ist denn Projekt X430? Und auf welcher Spur sind wir?"

„Ob der Anrufer diese Ebola-Geschichte meint? Aber das kann doch niemand wissen außer Deine Bekannte an der Fresenius Hochschule und Dr. Warrington", Gerrit war etwas sprachlos.

Die zweite Nachricht auf dem Anrufbeantworter war nicht weniger gespenstisch als die Erste. Wieder hörte man erst einmal nur ein Rauschen. Aber dies unterschied sich doch sehr von dem vorangegangenen Rauschen eines Anrufers aus einem Fahrzeug. Dieses Rauschen klang irgendwie metallisch. Man konnte es nicht zuordnen. Dann sprach eine blecherne Stimme: „Man hat Ihnen doch gesagt, Sie sollen sich aus der Geschichte heraushalten. Warum wühlen Sie in Scheiße, die nicht von Ihnen stammt?"

„Das wird ja immer rätselhafter", polterte Gerrit heraus.

„Der eine will, dass wir ein ominöses Projekt X430 finden, der andere, dass wir aufhören in fremden Sachen zu wühlen. Das sind ja komische Anrufe", jammerte Michael.

„Warte, hier ist noch ein dritter Anruf, ich bin gespannt, was das nun wieder ist."

Zwei Minuten später hielten sich beide die Bäuche vor Lachen. Der dritte Anrufer war Gerrits Schwiegermutter, die sich darüber aufregte, dass ihre Enkelin in den Herbstferien lieber in die Schulfreizeit geht, als zu ihr zu kommen und dass Gerrit sie unbedingt davon abbringen soll.

BERLIN, BER

„Und dies hier ist General Weidenfeller", stellte Dr. Sauer den Leiter des Krisenstabes Katharina vor. „Er ist Leiter des Krisenstabes und koordiniert hier alles."

„Und nicht nur das, wenn Sie irgendwelche Fragen haben, kommen Sie gerne zu mir, ich habe immer ein offenes Ohr für Sie, Frau Dr. Bachmann. Herzlich willkommen in unserem Team!", beide schüttelten sich intensiv und lange die Hände. Dabei fiel Katharina auf, dass der General sie gründlich musterte.

„Herr General ... oder wie spreche ich Sie am besten an?"

„Alexander reicht vollkommen aus", entgegnete er mit einem großzügigen Lächeln.

„Katharina oder Kathy! Ich freue mich auch sehr, hier mitarbeiten zu dürfen und versichere Ihnen, meine ganze Kraft hier einzubringen."

„Ich habe nichts anderes erwartet. Dr. Sauer wird Ihnen alles zeigen und Sie mit allem vertraut machen. Ich muss mich leider schon wieder entschuldigen. Sie verstehen sicher ..."

„Aber natürlich verstehe ich das, wir sehen uns ja sicher noch ein paar Mal", lächelte sie.

Dann verließ der General mit großen Schritten den Raum.

„Das Militär?", Kathy zog etwas verächtlich die Augenbrauen hoch und schaute Dr. Sauer an.

„Ja, da bin auch ich nicht glücklich drüber, aber wir haben einen Ausnahmezustand und Weidenfeller und seine Leute koordinieren alles ganz gut", versuchte sich Dr. Sauer zu entschuldigen.

„Aber wir sind noch nicht im offiziellen Ausnahmezustand, Manfred. Die Kanzlerin hat ihn noch nicht verhängt."

„Ich weiß, aber sie helfen uns wirklich", beteuerte er, obwohl er wusste, dass er zugeben musste, nicht wirklich zu wissen, warum Weidenfeller die Regie übernommen hatte. OK, es half sicher, wenn das Militär als Ordnungsmacht den BER abriegelte und die Transporte der Infizierten überwachte. Aber die Überwachung ging auch seiner Meinung nach zu weit, wenn selbst in den Labors immer Militär bereitstand.

Kathy hatte ihre Kolleginnen und Kollegen – wenigstens die wichtigsten – schon alle vorher kennengelernt. Soweit sie diese nicht sowieso schon kannte. Nun machte sie sich an die Arbeit und wurde im Team ihres Freundes Dr. Sauer eingesetzt. Ziel war es, herauszufinden, wie sich das aktuelle Ebola-Virus übertrug. Und das war eine knifflige Sache, wie sie jetzt schon wusste. Denn es musste eine Übertragungsmöglichkeit geben, die ihnen bisher entgangen war. Aber welche?

FRANKFURT / MAIN,
ORTSTEIL SACHSENHAUSEN

Michael Tintenklecks saß auf seiner Couch, die Beine hochgelegt und sein Tablet-PC auf dem Schoß. Er surfte schon geraume Zeit im Internet, um den komischen Särgen auf die Spur zu kommen. In einem Diskussionsforum wurde er auch fündig. Dort fielen ihm mehrere Aufnahmen auf, die aus großer Höhe gemacht wurden. Vielleicht durch Drohnen oder Mini-Hubschrauber oder Ähnlichem. Auf diesen Fotos konnte man die gleichen gestapelten Särge erkennen, die sie in Darmstadt auf dem ehemaligen Flugplatz gefunden hatten. Doch die Aufnahmen stammten von überall auf der Welt. Da gab es welche aus Mittel- und Südamerika, Afrika, China und sogar aus Australien. Auch die Suche nach Projekt X430 lieferte einige Ergebnisse. Unter anderem ein Bild aktuelleren Datums. Man konnte darauf die Verladung von Leichensäcken auf einem Flugfeld erkennen. Ebola-Opfer, wenn man dem Text dazu Glauben schenken sollte. Es sah auch so aus, als wären es Ebola-Opfer, bzw. Tote, die an etwas Hochansteckendem gestorben waren. Denn alle Menschen in deren Umfeld steckten in Spezialanzügen. Schwarzen Spezialanzügen, die rundherum hermetisch geschlossen waren. Was auffiel war nur eine Person, ein Mann mittleren Alters, mit einem Klemmbrett, auf dem er wohl Notizen zu machen schien. Er war als Einziger nicht in einen Schutzanzug gehüllt. Wenn dies wirklich Ebola-Opfer waren, die dort verladen wurden, warum war dann jemand dort, der ungeschützt Notizen machte? Wer war dieser Mann und war er wahnsinnig, sich dort ohne Schutzkleidung aufzuhalten?

Michael kopierte die Links in eine Email und schickte sie an Ralf und Wesley. Er bemerkte eine Reihe neuer Emails in seinem Postfach und studierte, was wieder an Post aufgekommen war.

Eine Email fiel ihm auf. Sie sah aus, wie eine Spam-Mail. Der Absender bestand aus einer Reihe von wild durcheinander gewürfelten Zahlen, der Betreff machte die Mail interessant. Dort stand in der Betreffzeile:

„X430"

Michael klickte die Email an und öffnete sie. Es enthielt lediglich einen Link zu einer Internetseite.
Michael überlegte kurz, ob er dem Link folgen sollte, klickte dann aber darauf. Wenige Sekunden später wurde der Bildschirm des Tablet-PC schwarz.
„Ach du Scheiße!", rief Michael spontan und erschrocken. Hatte er nun eine Virenmail geöffnet?
Doch kurz darauf tat sich etwas auf der schwarzen Fläche. Irgendwie fing das Bild an zu zittern. Dann erschienen ein paar wenige Worte.
„Hallo Michael, schön, dass Du da bist!"

Tintenklecks war erstaunt. Doch er fing sich schnell wieder. Natürlich wusste derjenige, der ihm die Mail geschickt hatte, wer er war und wie er ihn ansprechen musste. Das lag doch auf der Hand.
Die Schrift verschwamm, und eine weitere Zeile erschien:

„Folge mir zu Projekt X430."

Der Journalist in ihm war geweckt. Und er klickte sofort auf den Link. Es folgte ein einstündiger Film aus vielen Hundert Videoclips und Bildsequenzen. Manche Bilder kamen Michael bekannt vor. Da waren die Bilder von den Luftaufnahmen der Särge, die er eben noch studiert hatte. Das Bild mit dem Mann, der bei der Verladung der Ebola-Opfer ohne Schutz zugegen war, war auch darunter. Und noch viele andere, die alles Mögliche zeigten. Kranke Menschen mit offenen Wunden, gelben Eiterpusteln, offenen Beinen und Bäuchen. Bilder von Regierungsanlagen, Militärbasen, schwarzen Helikoptern, Fabriken und allerlei Menschen, die Michael völlig unbekannt waren. Düstere Musik untermalte das Szenario und immer wieder flogen einzelne geschriebene Worte über den Bildschirm oder ein Laufband mit Daten und Erklärungen lief über den Schirm.
Nach einer Stunde war alles vorbei, der Bildschirm wurde wieder schwarz und es erschien ein letzter Satz:

„Bleib am Ball und suche!"

Dann war der Spuk vorbei, der Bildschirm wechselte wieder zur Ansicht des E-Mail-Programms und Michael selbst lehnte sich zurück, ließ das Tablet sinken und atmete tief durch. Er musste das Gesehene erst einmal verkraften und einordnen. Ein Blick auf die Uhr versicherte ihm, dass wirklich eine Stunde vorüber war. Die Zeit war wie im Flug vergangen.
Michael hatte sich kaum etwas beruhigt, da wurde er vom Klingeln seines Handys aufgeschreckt. Er zuckte regelrecht zusammen und suchte nach dem Mobiltelefon, das irgendwo auf der Couch neben ihm lag. Als er es dann endlich gefunden hatte, schaute er wie immer auf das Display: „Anonymer Anrufer" stand dort.
Tintenklecks ging ran: „Hallo?"
„Danke für Dein Vertrauen. Bleib am Ball und suche!", dröhnte eine Männerstimme an sein Ohr.
„Wer ist denn da?", rief Michael, doch er hörte nur ein „Klick" und das Gespräch war weg.

Michael rief sofort den Nummernspeicher auf, der die letzten Nummern anzeigte, die angerufen hatten. Natürlich war dort kein Absender zu finden. „Keine Nummer vorhanden" stand dort.

„Mist!", fluchte er vor sich hin. „Woher wusste er, wann ich die Mail aufmache und wann ich damit fertig war?"

Tintenklecks rief seine rechte Hand an – Wesley. Doch er hörte nur ein Besetztzeichen. Entnervt probierte er gleich mehrere Male. Immer wieder war besetzt.

Dann klingelte sein Handy – Wesley!

„Wesley, gut, dass Du anrufst, ich versuche Dich schon die ganze Zeit zu erreichen, Du kannst Dir nicht vorstellen, was mir passiert ist … ", dann war er ruhig und hörte seinem Kollegen zu. „Das ist nicht wahr! Das ist das gleiche Video, das ich auch gesehen habe. Und hast Du auch einen Anruf bekommen?" Er hörte gespannt die Antwort und sein Mund formte sich zu einem lautlosen „O".

Noch während die beiden miteinander sprachen hielt Michael kurz inne. „Warte mal, da ist jemand an meiner Tür", rief er Wesley zu. Er horchte zuerst aufmerksam, dann stieg er von der Couch auf und ging zur Eingangstür. Er sah durch den schmalen Schlitz am Boden eindeutig einen Schatten vor der Tür.

Dann flog durch ebendiesen Schlitz eine weiße Karte in den Flur. Michael hob sie auf, klappte sie auf und riss dann die Tür auf und rannte in den Flur hinaus. Nichts! Es war niemand mehr zu sehen. Michael hörte schnelle Schritte, die vom Treppenhaus herrührten. Flink wie ein Wiesel flog Michael die Treppen hinunter, um den ominösen Kartenschreiber einzuholen. Unten angekommen stand er auf der dunklen Straße und schaute um sich. Niemand war da! Weit und breit war niemand zu sehen.

„Verdammt!", fluchte Michael und lief dann wieder die vier Stockwerke hinauf in seine Wohnung. Dort angekommen schnappte er sich wieder sein Handy.

„Wesley, bist Du noch da? Eben war jemand an meiner Tür und hat mir eine Karte durchgeschoben. Rate mal, was draufsteht …"

Nach einer kurzen Pause kam dann die Erklärung für seinen Freund.
Auf der Karte stand:
„Suchen Sie diese Frau!" Und dann war noch ein Bild in die Karte
eingelegt.

POTSDAM

„Jeremias, Torben, Saskia! Kommt frühstücken!", Sylvia Matis stand
unten im Hausflur ihres kleinen Reihenhauses und rief in den oberen
Stock hinaus. Kurz danach hörte man ein mehrstimmiges Trampeln
und die drei Kleinen rannten johlend die Treppe hinunter. Sylvias
mahnender Blick blieb ungeachtet und die Meute rannte um den
Küchentisch herum, balgte sich um den besten Platz und um die
schönste Müslischüssel. Der Radau hörte erst dann auf, als ihr Vater
Sandro die Küche betrat. Schlagartig war es ruhig!
Die kleine Familie genoss es, zusammen zu essen und man legte bei
Familie Matis sehr viel Wert darauf, die Mahlzeiten nach Möglichkeit
zusammen einzunehmen. Das war ein Ritual, das auch deswegen
machbar war, da Sandro Matis zu seinem Job als selbstständiger
Werbefachmann nur die Treppe in den Keller hinunter musste. Seine
Frau Sylvia arbeitete halbtags in einer Modeboutique und ihre
Arbeitszeit begann immer erst am Nachmittag. Morgens und am
Vormittag schmiss sie den Haushalt, kochte für mittags und am Abend
gab es meist nur kalte Küche. Außer wenn Sandro kochen wollte, dann
gab es Fertigpizza.
„Iiiiih guck mal, die Saskia saut rum!", rief Torben laut über den Tisch.
Und sofort ging wieder das Palaver los.
„Saskia, was machst Du denn?", rief nun ihre Mutter erschrocken und
griff nach einer Rolle Küchentücher, die immer griffbereit stehen
musste, bei dieser Rasselbande. Dann wischte sie ihrer 5-jährigen
Tochter über Mund und Nase und erschreckte sich.
„Du blutest ja!", stellte Sylvia erschrocken fest.
Sobald Saskia das Wort Blut gehört hatte, fing sie wie panisch an zu
weinen. Die anderen fingen an, sie aufzuziehen und konnten von ihrem
Vater nur mit Mühe wieder zur Raison gebracht werden.

„Mein Gott, Du bist ja glühend heiß!", stellte Sylvia fest, als sie ihre Hand auf die schweißnasse Stirn ihrer Tochter legte.

„Schatz, sie hat Fieber!"

Sekunden später erbrach sich die Kleine und ein Schwall aus Blut und einer gelben, klumpigen Substanz überzog den Tisch.

„Ich rufe den Notarzt!", rief Sandro seiner Frau zu, die nun wie panisch die Kleine an sich drückte.

Nachdem Sandro der Notrufzentrale die Situation geschildert hatte, gingen bei der Seuchenbekämpfungseinheit in Potsdam erneut die Notruflampen an und kurze Zeit später stand ein Krisenteam an der Haustür der Familie Matis. Doch es öffnete niemand. Alle Versuche, jemanden zum Öffnen der Haustüre zu bewegen, schlugen fehl. Kurzerhand öffnete man diese dann mit einem elektronischen Dietrich. Die Einsatzkräfte des Krisenteams ahnten schon Schreckliches. Doch was sie sahen, als sie die Küche des Reihenhauses betraten, ließ auch ihnen das Blut in den Adern gefrieren. Am Küchentisch und in der Küche auf dem Boden verteilt, saßen und lagen alle fünf Familienmitglieder bewegungslos. Überall verteilt waren Blut und eine gelbliche, klumpige Substanz, die aussah, als wenn Eiter stocken würde. Es sah aus, wie auf einem Schlachtfeld und als wäre diese Mixtur aus den Körpern der Familienmitglieder geradezu herausgeschossen. Nicht nur der Fußboden, der Tisch und alles rundherum waren verschmutzt, auch die Wände und teilweise sogar die Decke war mit diesen Flüssigkeiten und Substanzen übersät.

„Der Vater hatte auf Nachfrage noch mitgeteilt, dass die Tochter die Einzige ist, die betroffen ist. Wie konnte das so schnell die ganze Familie befallen?", der Einsatzleiter war fassungslos und funkte sofort in die Zentrale. Eine halbe Stunde später landete ein schwarzer Hubschrauber auf einem Sportplatz drei Straßen weiter.

Der Virologe und Leiter der Virologie im Krisenstab, Dr. Lukas Madison, und General Alexander Weidenfeller sprangen zusammen mit Dr. Linda Warrington aus dem Hubschrauber heraus und in einen ebenso schwarzen Kleinbus hinein, der die Drei zum Haus der Familie Matis fuhr. Dort angekommen machten sie sich gleich daran, das Haus zu betreten.

„Sie können da doch nicht so einfach rein!", beschwerte sich einer der Einsatzkräfte vor Ort und verwies auf den Umstand, dass die Drei keine Schutzanzüge trugen.

„Ach ja", bemerkte Alexander Weidenfeller den Fauxpas, und kramte, wie nun auch seine Begleiter, eine kleine Gesichtsmaske aus dem Sturmanzug, den er und die anderen beiden trugen. Diese setzten sie sich auf. Sein „Daumen hoch", sollte dann den Mann, der wie vom Blitz getroffen dastand, beruhigen, und sie gingen in das Haus. Dort waren zwar schon die Einsatzkräfte zugegen, hatten aber noch gewartet, bis die angekündigten Spezialisten aus Berlin kamen. Die Drei bahnten sich einen Weg zur Küche und blieben angewidert stehen. Sie schauten sich gegenseitig an.

„Ist es schon so weit?", fragte Alexander Weidenfeller Dr. Madison.

„Sieht ganz so aus. Wie ich das sehe, ist Stufe X428 erreicht." Linda nickte ihm zustimmend zu. Dann nahm sie noch ein paar Proben, steckte die gefüllten Ampullen in einen kleinen Kunststoffkoffer, den ihr ein Mitglied der örtlichen Einsatztruppe in voller Schutzmontur hinhielt, klappte diesen zu und lief wortlos aus der Küche Richtung Ausgang. Die anderen beiden schauten sich noch einmal kurz an, nickten sich zu und gingen dann ebenso wortlos.

„Ihr könnt dann sauber machen", wies Weidenfeller noch den örtlichen Einsatzleiter an. Die Drei begaben sich unverzüglich zum Hubschrauber und kurze Zeit später verschwand dieser wieder am Horizont in Richtung Berlin.

HAMBURG

„Was?" Gerrit Hermann schrie richtig in sein Handy. Die anderen Leute um ihn herum schauten ihn verdutzt an. Denn er stand inmitten der Fußgängerzone, hielt sein Handy ans Ohr und telefonierte sehr laut mit jemandem.

„Was heißt, Dir sind die Proben abhandengekommen? Das kann doch gar nicht sein! So etwas verliert man doch nicht einfach!", dann war wieder eine Zeit lang Ruhe, in der er angespannt dem Anrufer zuhörte.

Dabei knabberte er vor Aufregung an seinen, mittlerweile ganz schön geschundenen, Fingernägeln.

„Das gibt es doch nicht, Lukas, aus einem geschlossenen Schrank im abgeschlossenen und abgeschirmten Hochsicherheitstrakt? Das muss doch jemand gewesen sein, der Zugang zu Deinen Labors hat. Wer ist denn da noch?"

Wieder hörte er zu und knabberte an seinen Nägeln.

„So ein Mist! Ich lass Dir neue Proben per Boten bringen. Morgen früh hast Du das Material vorliegen. Und bitte sag niemandem Bescheid, dass Du diese Untersuchungen für mich machst. Irgendjemand will wahrscheinlich verhindern, dass Du die Proben untersuchst, anders kann ich mir das nicht vorstellen."

„Oder irgendein Trottel hat die Dinger weggeworfen", dachte sich Gerrit, als er mit einem tiefen Seufzer auflegte.

„Es kann mir doch keiner erzählen, dass jemand Proben klaut. Dieser Penner hat die verschludert! Anders kann ich mir das nicht vorstellen", wetterte er nun wieder für jeden hörbar. Dann ging Gerrit wutschnaubend zurück in Richtung Bushaltestelle. Das mit dem Mittagessen zum „runterkommen" hatte sich nun erledigt. Er war so geladen, dass er nicht mehr in Ruhe essen konnte. Er musste sofort eine neue Zusammenstellung der Proben vornehmen. Noch hatte er die Ebola-Opfer im Keller liegen und sie wurden nicht von der Quarantänestelle abgeholt. Aber lange konnte er es nicht mehr verheimlichen, dass die fünf Opfer bei ihm in der Kühlkammer lagen. Zwar gut isoliert und ohne Übertragungsmöglichkeit verstaut, aber dennoch hochgradig ansteckend.

Zwanzig Minuten später kam er wieder in seinem Kellerlabor an. Sein Kollege wartete schon auf ihn. Hermann hatte Michael Niederer schon telefonisch von dem Fauxpas seines guten Freundes, dem Biologen Lukas Schultz aus Bernburg informiert, dem die letzten Proben „abhandengekommen" waren. In der Zeit, in der Gerrit nun gebraucht hatte, um von der Stadt in die Universitätsklinik zu fahren, hatte Michael bereits seinen Schutzanzug angezogen und wartete nur noch auf das „GO" seines Freundes und Vorgesetzten.

Dann begab sich Michael in den geschützten Bereich, in dem die Opfer eingelagert waren, und nahm erneut Proben, die er in einem kleinen Kunststoffkoffer verstaute.

Als er aus dem Schutzbereich heraus kam, sich desinfiziert und gereinigt, und dem Schutzanzug entledigt hatte, berichtete er Gerrit erstaunt.

„Du, die Typen da drin beginnen sich immer mehr zu zersetzen", klagte er und wies mit seinem Daumen über seine Schulter in Richtung des aufgebauten Sicherheitsbereiches.

„Wirklich?", fragte Gerrit nach.

„Die verflüssigen sich immer mehr, aber ohne ein Anzeichen für wirkliche Verwesung. Es sieht aus, als ob die Leichen nach und nach zu der Flüssigkeit mutieren." Dabei hob er die kleine Box wie als Zeichen, dass er recht hatte, in die Höhe.

„Ich habe ein paar Aufnahmen gemacht, die können wir uns gleich mal am PC ansehen", sprach er, und saß schon auf dem Bürodrehstuhl vor dem Hauptrechner. Dort zapfte er die an einem flexiblen Greifarm im Sicherheitsbereich angebrachte Kamera an, lud die gemachten Fotos auf seine Festplatte und öffnete sie.

„Hier schau!" Gerrit beugte sich zu ihm herunter, während er hinter ihm stand, und betrachtete mit einem Stirnrunzeln die Bilder, die in einer Slideshow vorbei glitten. Was dort zu sehen war, war höchst beunruhigend. Die fünf Körper waren zu etwa einem Drittel aufgelöst, und es waberte mehr und mehr eine rot-gelbliche Flüssigkeit in den Leichensäcken.

„Druck die Fotos bitte aus, die legen wir Lukas mit zu den Proben. Vielleicht hat der eine Ahnung, was da vor sich geht?"

Zehn Minuten später klingelte es, der Pförtner war am Apparat und benachrichtigte die Pathologie, dass ein Kurierdienst vorgefahren war, um ein Päckchen abzuholen.

Gerrit nickte Michael zu, der das Paket, in dem mittlerweile sowohl der Probenkoffer als auch ein großer Umschlag mit Ausdrucken der Fotos in DIN A 4 verpackt waren, zur Pforte brachte, um es dem Kurierdienst zu übergeben.

Zehn Minuten später kam er mit einer schriftlichen Bestätigung der Übernahme des Paketes zurück.

Mit dem Wort: „Erledigt!" klatschte er die Kopie des Frachtauftrages auf den Schreibtisch seines Vorgesetzten.

„Super! Dann rufe ich nun Lukas an, damit er Bescheid weiß", entgegnete der.

BERLIN, BER

Der Pionier Egon Müller war eigentlich Mitglied der technischen Spezialpioniereinheit SpezPiKp 601 der Bundeswehr, und dort im Sanitätstrupp beschäftigt. Seitdem jedoch die Ebola-Epidemie Deutschland und die Welt fest im Griff hatte, waren die aus Schleswig stammenden Spezialkräfte auf dem ehemalig-zukünftigen Flughafen BER eingeteilt. Dort war es Egon Müller mittlerweile gewohnt, im Spezialanzug und mit dem Gabelstapler große schwarze Särge, in die immer sechs Leichen passten, zu verfahren und einzulagern. In riesigen Hangars lagerten nun die Leichen in diesen Spezialbehältern gleich massenweise. Ein schauderhafter Anblick, an den sich Egon noch nicht gewöhnt hatte. Seinen Kameraden ging es genau so wie ihm.

Egon hatte noch einen der besseren Jobs erwischt. Denn andere Kameraden mussten von Hand die Leichen in Leichensäcke stopfen, wieder andere diese Leichensäcke in die Behälter laden, und diese dann luftdicht verschließen. In den luftdichten Spezialanzügen konnten sie jeweils nur zwei Stunden arbeiten, bis sie total erledigt waren. Dann wurden die Teams ausgetauscht, und eine nicht enden wollende Prozedur des Säuberns und Desinfizierens – zuerst in den Schutzanzügen, dann ohne – begann.

Natürlich sah er ein, dass zum Schutz seiner Gesundheit und der seiner Kameraden diese aufwendige Prozedur nötig war. Trotzdem fragte er sich manchmal, wie es sein konnte, dass dann einer der Inspekteure komplett ohne Schutzanzug an die Särge herantrat. Lediglich mit einem Mundschutz, oder noch nicht mal mit diesem ausgestattet. Und der sogar beim Verladen der Leichensäcke in die Särge zuschaute. Diese ominösen Männer machten dann immer wieder Notizen auf großen Klemmbrettern und Fotos. Da diese Leute jedoch direkt vom Krisenstab kamen, traute sich niemand, etwas dagegen zu sagen. Warum auch? Sie riskierten ja ihr eigenes Leben. Dies diskutierten wieder einmal Egon und seine Kameraden in den ihnen zugewiesenen Aufenthaltsräumen.

„So ein Quatsch! Die riskieren nicht nur ihr eigenes Leben! Wenn die da draußen herumlaufen, und sind möglicherweise infiziert, dann stecken die noch mehr Leute mit der Scheiße an!", ereiferte sich einer der Kameraden und war fassungslos, dass dies keiner der anderen einsehen wollte.

„Sagt mal, seid Ihr denn alle bescheuert?", rief er laut aus, „wir sollten keinen dieser Typen mehr an die Toten heranlassen. Das ist unverantwortlich."

„Und was sollen wir tun? Die sind vom Krisenstab direkt", rechtfertigte sich Peter Barber, der es überhaupt nicht leiden konnte, wenn man so aufbrausend mit ihm sprach.

„Dann werde ich mich direkt beim Krisenstab über die beschweren!"

„Peter Müller-Rendsburg ist Leiter der Sicherheit, dem wird es sicher nicht egal sein!", stimmte ein weiterer Pionier in die Diskussion mit ein.

HAMBURG

Gerrit nahm den Telefonhörer gleich nach dem ersten Klingeln ab. Fünf Minuten später, und nachdem er sich einiges auf einen Zettel aufnotiert hatte, legte er auf, drehte sich auf seinem Bürodrehstuhl herum zu Michael und informierte diesen: „Michael, eine Bekannte von mir hat mich gerade angerufen. Sie ist Stationsleiterin in einem Altenheim. In einer geschlossenen Abteilung sind heute ganze vier Fälle von Ebola aufgekommen. Sie hat noch niemandem davon erzählt, wollte zuerst wissen, was ich davon halte. Die Leute dort haben zu niemandem Kontakt gehabt, der infiziert gewesen sein könnte."

Michael Niederer fuhr sich mit der Hand über den Kopf und atmete schwer aus.

„Puuuh, dann lass uns mal dorthin fahren, oder?"

Keine dreißig Minuten später waren die beiden Pathologen des Universitätsklinikums an dem Altenpflegeheim angekommen. Erst als sie und die Abteilungsleiterin sich in die Schutzanzüge gezwängt hatten, betraten sie den Raum der infizierten Heiminsassen.

Diese lagen schwer atmend zusammen auf einem Zimmer.

„Waren die immer schon in einem Zimmer untergebracht?", fragte Gerrit neugierig.

„Nein, wir haben sie erst nach den ersten Anzeichen auf Ebola zusammengelegt", erklärte Maria Helpert.

Dann untersuchten die beiden Pathologen die Infizierten, die zwar schon von der Krankheit gezeichnet, jedoch noch relativ fit waren. Als sie gerade bei Patientin drei angelangt waren, fing der erste Patient, den sie untersucht hatten, fürchterlich zu husten an. Beim x-ten Husten setzte der 85-jährige Mann aus Hamburg-Altona sich auf. Beim nächsten Husten ergoss sich ein Schwall mit gelblicher Flüssigkeit durchzogenes Blut aus seinem Mund über sein Bett. Die Flüssigkeit schien leichte Klumpen zu bilden, was man deutlich im Kontrast zur weißen Bettwäsche erkennen konnte. Maria Helpert schrie spitz auf. Doch der Hustenanfall wurde noch schlimmer.

Innerhalb weniger Minuten verteilte der hustende Patient die schleimigen Ausscheidungen in seinem gesamten Umfeld. Jeder Huster drückte die Flüssigkeiten aus Mund, Nase, Ohren und sogar aus den Augen. Die beiden Pathologen versuchten, ihn irgendwie zu beruhigen und zu stabilisieren, doch je mehr er sah, was aus ihm heraus quoll, desto mehr würgte und erbrach er sich. Plötzlich fing auch eine weitere Patientin an, Blut und Eiter zu spucken. Das Ganze geriet sehr schnell zum Chaos und innerhalb von Minuten sah es in dem Zimmer aus, als wären Menschenkörper explodiert. Zwanzig Minuten später waren alle fünf Patienten, die sich offensichtlich irgendwo mit Ebola infiziert hatten, auf eine unsägliche und plötzliche Art gestorben. Dies entsprach keinem bekannten Krankheitsbild. Maria, Gerrit und Michael waren entsetzt. Sie versuchten sich in einem notdürftig eingerichteten Quarantäneraum zu reinigen, bevor sie bedrückt zusammensaßen, um herauszufinden, was gerade passiert war.

„Wir müssen die Behörden anrufen. Die müssen das hier sehen und sich darum kümmern", warf Maria ein.

„Es wird uns keine andere Wahl bleiben. Das hier ist zu viel für uns", resümierte Gerrit. „Wenigstens habe ich noch ein paar Proben nehmen können. Maria … ", er hielt sie verschwörerisch am Arm, „… Du darfst niemandem erzählen, dass wir hier waren und auch nicht, dass wir Proben mitgenommen haben. Wenn Du die Behörden anrufst, darf das niemand wissen. Versprich es mir!"

„Ich weiß zwar nicht, wieso Ihr das so möchtet, aber ich verspreche es", versicherte Maria, die vollkommen fertig war, und nun ihren Tränen erlag.

BERLIN, BER

Im Büro des Generals Weidenfeller herrschte reichlich „dicke Luft"!

„Wie kommst Du auf die Idee, ohne Schutzanzug die Kontrollen durchzuführen? Du hirnloses Arschloch! Wie kann man nur so dumm sein?",

Weidenfeller war auf 180 und ging wie ein Tiger in seinem Büro auf und ab. Peter Leiendecker, dem die Schelte angedacht war, saß wie ein Häufchen Elend auf dem ledernen Sessel vor Weidenfellers Schreibtisch und schaute abwesend vor sich hin.

„Und das auch noch unter Beobachtung! Dutzende von Pionieren haben Dich gesehen und können es bezeugen. Und dann auch noch das hier!",

Weidenfeller warf ihm ein großformatig ausgedrucktes Farbfoto auf den Schoß und Leiendecker hatte ordentlich damit zu tun, dass es nicht zu Boden fiel. Dann schaute er es sich an. Es zeigte ihn bei der Kontrolle des Verladevorgangs von Leichensäcken. Rund herum waren alle anderen in Schutzanzügen, nur er stand mit halbärmeligem Hemd dabei und machte sich Notizen. Die Aufnahme war von oben gemacht worden. Weiß der Teufel, von wem und wie …

„General Weidenfeller, ich habe doch solche Platzangst, und da ich ja geimpft bin, dachte ich."

„Platzangst? Ich glaub ich platze gleich! Du Nichtsnutz! Geimpft, geimpft! Das kann man sich ja nicht mit anhören. Wie soll Dich das denn schützen?"

„Na, es wurde uns doch so gesagt", versuchte er sich zu rechtfertigen.

„Du Idiot! Und was meinst Du, warum Du darüber eine gesonderte Verschwiegenheitserklärung abgeben musstest? Damit Du ohne Schutzanzug draußen herumläufst?"

Weidenfeller kam wieder hinter seinen Schreibtisch, setzte sich auf seinen ausladenden Sessel, betätigte einen Knopf auf seinem Telefon und Sekunden später kamen zwei stämmige Männer in schwarzen Kampfanzügen herein und stellten sich rechts und links von Peter Leiendecker.

„Es ist überaus gefährlich, mit einem tödlichen Virus dermaßen leichtsinnig umzugehen. Da wirst Du mir sicher zustimmen, Peter, oder?"

„Ja, das stimmt. Es wird auch nicht mehr geschehen, General Weidenfeller, ich verspreche es."

„Oh, da bin ich mir sicher, dass Dir das nicht mehr passieren wird. Denn leider hat dich dieses Virus nun auch erwischt."

„Aber nein, das geht gar nicht", lächelte Peter verlegen, dann riss er die Augen auf, nachdem er merkte, wie der General diese Anspielung gemeint hatte.

„Aber … NEIN! NEIN! Das könnt Ihr mir nicht antun!", schrie er wie am Spieß.

Die beiden Muskelprotze nahmen ihn nun in ihre Mitte und hoben ihn, als wäre er eine Spielzeugfigur, von seinem Stuhl hoch. Peter protestierte und wehrte sich, soweit es ihm möglich war, doch es war vergebens. Aus der Umklammerung der beiden Hünen, die einem Schraubstock glich, konnte er nicht entkommen.

„Peter, das hast Du Dir selbst zuzuschreiben. Wie kann man nur so leichtsinnig sein und mit seinem Leben spielen. Du hast Dich nun infiziert und bist leider an dem Virus gestorben. Wir werden Deiner Familie unsere Anteilnahme aussprechen!"

„Neeeeiiiiiin!", rief Peter noch, als die beiden Sicherheitsleute ihn aus dem Zimmer schleppten. Dann hörte man nur noch ein Knacken, das sich anhörte, als wenn ein Holzbrett zerbrochen wird, und es wurde still im Gang vor Weidenfellers Büro.

„Klecksi, fahr nicht so schnell … denk daran, dass deine Punktesammlung schon ganz schön umfangreich ist", säuselte Stefanie ihrem Chef vom Beifahrersitz dessen Mercedes Coupé zu, während sie versuchte, sich unauffällig an Sitz und Türgriff festzuhalten.

Michael schaute amüsiert zu ihr herüber. „Bin ich dir zu schnell?"

Ein zartes Nicken mit einem eher gespielten Lächeln bestätigte seine Annahme.

„OK, dann werde ich mich einbremsen."

„Du bist zu nett zu mir", sagte Stefanie und hauchte ihm ein Küsschen zu.

Michael blickte indessen immer wieder in den Rückspiegel und knabberte nervös an seiner Unterlippe. Dann bog er abrupt in eine Seitenstraße ab.

„Was machst Du? Das ist nicht unser Weg, Klecksi", protestierte Stefanie.

„Nur ein kleiner Umweg, nichts Beunruhigendes", bestätigte er.

Nach ein paar weiteren unkonventionellen Wechseln der Fahrtrichtung schaute dieser jedoch immer mehr in den Rückspiegel.

„Was ist los, Klecksi?", fragte seine Sekretärin, die natürlich bemerkt hatte, dass etwas nicht stimmte.

„Ich glaube wir werden verfolgt", sagte er knapp.

Stefanie schaute nun selbst in den Seitenspiegel.

„Dunkelblauer Saab", ergänzte Michael.

„Ich sehe ihn, ist der schon lange …"

„Seitdem wir von der Redaktion weggefahren sind", ergänzte Michael ihren Satz und beantwortete damit gleich ihre Frage.

„Meinst Du, mein Punktekonto hat noch etwas Platz?", Michael schielte zu ihr hinüber und lächelte.

Stefanie hielt sich automatisch fest und nickte dann, ohne ihn anzuschauen, mit Blick nach vorne. „Gib Gummi!"

Michael betätigte den „Kick-down", trat also das Gaspedal seines automatikgetriebenen Mercedes voll durch, damit dieser herunterschaltet und losspurtet.

Wie ein junger Hengst nickte der Wagen ganz kurz, aber dann spurtete das Sportcoupé los, dass es beide Insassen in die Sitze drückte. Mit einem Aufheulen machten sich die 300 PS des CLS 500 bemerkbar und schoben das Gefährt mit einer ungeheuren Wucht nach vorne. Den großen Wagen durch die stark befahrenen Straßen der Bankenmetropole zu bewegen, war bei dem Tempo nicht einfach. Doch Michael war ein geübter Fahrer, der auch gerne schnell fuhr. Aber im Saab ihrer Verfolger saß auch kein Fahranfänger, was man schnell merkte, denn er blieb immer in Reichweite und kämpfte sich ebenso durch den Verkehr. Sicherlich mit weit weniger Kraft ausgestattet, wie der Mercedes, doch durch den anhaltend starken Verkehr, konnte auch dieser nicht seine volle Kraft entfalten und davon rasen. Auf einer Autobahn oder Landstraße hätte der Verfolger schon lange das Nachsehen gehabt, nun aber konnte er die Widrigkeiten des Stadtverkehrs für sich nutzen und immer in Schlagdistanz bleiben. Trotz des hohen Verkehrsaufkommens jagten die beiden Fahrzeuge durch die Häuserschluchten und ein Hupkonzert wütender Verkehrsteilnehmer begleitete ihren Weg. Das Ziel von Michael Tintenklecks war klar, er musste auf eine der Ausfallstraßen, um dort dann die Schnelligkeit seines Wagens auszunutzen. Währenddessen sich der CLS 500 zwischen den Autoreihen hin und her schlängelte, gab es einen dumpfen Knall von Metall, das auf Metall traf.

„Pass doch auf!", rief Stefanie ihm zu und schaute verärgert zu Michael rüber. Der war jedoch genau so verdutzt wie seine Begleiterin. „Das war ich nicht, wir haben keinen anderen Wagen berührt!", versuchte er aufzuklären. Dann gab es einen weiteren Knall, dieses Mal zersprang die Heckscheibe in einem lauten Getöse und Tausende kleiner, hellgrüner Glaspartikel flogen den beiden um die Ohren.

„Scheiße, die schießen auf uns!", schrie Michael.

Stefanie drehte ihren Oberkörper halb nach hinten und sah nun, dass wohl der Beifahrer ihres Verfolgers seinen Arm aus dem geöffneten Seitenfenster hielt. In seiner Hand eine Pistole, aus der sich in diesem Moment wieder ein Schuss löste. Doch die Kugel traf einen der Wagen, den sie gerade passierten. Sofort trat der Fahrer dieses Wagens in die Eisen und bremste das Fahrzeug auf null herunter. Dabei geriet er ein wenig ins Schlingern und ein zweiter Fahrer zog sein Fahrzeug nach rechts, um dem vermeintlich die Kontrolle verlierenden Fahrer auszuweichen. Das war eine unvorhergesehene Bewegung zu viel für den Saab-Fahrer. Denn der versuchte zwar noch, dem zweiten PKW auszuweichen, schaffte es jedoch nicht und knallte gegen das fahrende Hindernis. Mit voller Wucht schleuderte der stabile Saab den Polo, der sich gewagt hatte, sich dem schwedischen Boliden in den Weg zu stellen, zur Seite, wurde jedoch in seiner Fahrt immens abgebremst. Diese kurze Zeit, in der sich auch der Verfolger wieder berappeln musste, nutzte Michael und bog rechts in eine Querstraße ein, nur, um dann wieder die Richtung zu wechseln und eine Straße in entgegengesetzter Richtung zu nehmen, aus der sie kamen. Das dritte rechte Abbiegen führte ihn dann quer durch die Straße, von der sie gekommen waren, und er konnte weiter oben den Saab beobachten, wie dieser sich langsam durch die mittlerweile stehenden anderen Verkehrsteilnehmer seinen Weg nach vorne suchte.

„Den sind wir los", stellte Michael mit Befriedigung fest, blieb aber vorerst bei der hohen Geschwindigkeit.

„Wer war denn das?", wollte Stefanie mit Tränen in den Augen wissen. Michael griff zu ihr hinüber, streichelte mit dem Fingerrücken seines rechten Zeigefingers über ihre Wange und raunte ihr zu: „Als investigativer Journalist hat man eben seine Feinde. Wir treten jede Woche einigen Leuten auf die Füße."

„Aber", schluchzte Stefanie, „aber, die wollten uns umbringen."

„Ach, das war doch nur eine Warnung, da bin ich mir sicher", konterte Michael, der sich schon denken konnte, wegen welcher Sache man ihm diese Verfolger geschickt hatte.

POTSDAM

Marita saß mit ihren dreijährigen Zwillingen Ben und Betty im Wohnzimmer, hielt sie ganz fest in beiden Armen, eingewickelt in eine Tagesdecke und sang ihnen ihr Lieblingslied vor, als es an der Türe klingelte.

Peter, Maritas Mann, schlurfte in seinem Jogginganzug zur Tür und öffnete diese. Vor ihm standen fünf schwarz gekleidete Männer mit Atemmasken.

„Peter Höfling?", fragten sie.

„Ja, ich bin Peter Höfling", antwortet Peter.

„Wir haben gemeldet bekommen, dass Sie zwei Ebola-Infizierte im Haus haben, wir sind hier, um diese mitzunehmen." Die Stimme des Mannes klang etwas rauer und irgendwie unwirklich durch die Atemmaske, die er trug.

„Sie wollen sie mitnehmen? Nein! Das sind meine Kinder! Die können Sie nicht mitnehmen!"

Doch schon schob der erste uniformierte Peter zur Seite und auch die anderen bahnten sich ihren Weg ins Haus, steuerten auf die einzelnen Räume zu, und wurden dann im Wohnzimmer fündig. Der fluchende und an einem der Männer zerrende Peter kam direkt hinterher.

„Sie können meine Kinder nicht mitnehmen!", protestierte Marita und drückte die beiden noch etwas mehr an ihren Körper. Doch alles Protestieren und Zerren half nicht. Zwei der Männer griffen sich jeweils eines der beiden Kleinkinder und befreiten diese aus den Armen ihrer Mutter. Die fing an, hysterisch zu schreien, und auch die Kinder fingen an zu plärren. Peter ging zu seinem Kamin, nahm den Schürhaken und schlug mit diesem einem der beiden Männer auf den Hinterkopf, der eines seiner Kinder in den Händen hielt. Der sackte augenblicklich zu Boden. Doch die anderen Uniformierten reagierten prompt. Sie nahmen Peter links und rechts an den Armen, entwaffneten ihn und prügelten ihn so lange, bis er bewusstlos zu Boden sank!

Der Anführer der Truppe hatte sich den kurz entkommenen Ben geschnappt und trug ihn wie ein Paket unter dem Arm nach draußen. Dort stand ein großer Transporter. Er öffnete die hintere Tür und setzte Ben in einen rundum mit abwaschbaren Latex-Wänden versehenen, kleinen Raum. Ein weiterer Uniformierter brachte dessen Schwester und setzte sie dazu. Dann wurde die Türe, die nur von außen zu öffnen war, geschlossen. Zwei der anderen kamen aus dem Haus und hatten ihren verletzten Kollegen in den Armen. Hinter Ihnen war Marita, die schrie und fluchte und ihnen Geschirr, Bücher und alles, was sie greifen, konnte hinterher warf. Unbeeindruckt stiegen sie in ihren Transporter und fuhren davon.

Zurück blieb Marita, die auf dem Treppenabsatz ihres kleinen Einfamilienhauses saß und bitterlich weinte.

BERLIN,
SIEGESSÄULE

Es sah aus, wie damals, als die Love-Parade noch durch Berlin zog und am sogenannten Stern sich unter der Siegessäule Hunderttausende sammelten, um zu feiern. Auch heute fuhren etwa ein Dutzend große Wagen durch die Straßen und säumten Hunderttausende deren Weg. Doch heute war es anders. Heute war man nicht hier, um zu feiern, heute waren die Menschen hier, um zu protestieren. Friedvoll zu protestieren, und trotzdem Akzente zu setzen. Auf den Wagen, die durch die Straßen gezogen waren, und nun rund um die Siegessäule ihre Runden drehten, waren dieses Mal keine lustigen Figuren oder halb nackte Jungs und Mädchen, die nach den neuesten Techno-Rhythmen tanzten. Die Wagen hatten große Aufbauten, die die aktuelle Politik, das Gesundheitswesen und den Umgang mit der Seuche Ebola reklamierten. Die Figuren stellten dunkelhäutige Menschen dar, die dahinsiechten, der amerikanische Präsident wurde zusammen mit der Bundeskanzlerin auf goldenen Thronen gezeigt, während das Volk darunter elendiglich von der Seuche gebeutelt wurde. Dann wurde ein Bürger im Pranger dargestellt, um die Entmündigung des Bürgers zu verdeutlichen. Diese und viele andere Motive waren aufwendig auf die Wägen aufgebracht worden. Und rundherum protestierte das Volk mit großen Plakaten, Sprechchören und wütenden Trillerpfeifen. Auf den Wagen wurde auch Musik gespielt, große deutsche Rockbands und Alleininterpreten sangen auf einer eiligst aufgebauten Bühne ihr Liveprogramm zugunsten der Ebola-Opfer in Afrika. Die Menge war begeistert und erzürnt zugleich. Die Proteste zwar vehement, aber trotzdem friedlich. Etliche Fernsehkameras übertrugen die Bilder Live ins internationale Fernsehen und Moderatoren moderierten Live mit, genau so, wie bei den großen Karnevalszügen. Die Gründe waren andere, die Botschaften ähnlich.

Nicht weit entfernt tagte die Bundesregierung in einer weiteren von vielen bereits erfolgten Krisensitzungen über die Seuche, die aktuellen

Umstände und wie sie dieser Herr werden sollten. Auch die Protestaktionen waren ein Thema und wurden heiß diskutiert. Letztendlich beschloss die Regierung auf hoher Ebene und mit den erst kürzlich im Bundestag beschlossenen und abgesegneten erweiterten Mandaten, dass man ab 24 Uhr die gesamte Republik unter das Kriegsrecht stellen werde. Dies bedeutete noch schärfere Kontrollen, ein Versammlungsverbot und Ausgehverbot. Nur zur Besorgung der nötigen Lebensmittel und zum direkten Weg von und zur Arbeitsstätte durfte man seine Wohnung verlassen. Nach 19 Uhr durfte niemand mehr, außer man hatte eine behördliche Genehmigung, auf der Straße angetroffen werden. Zuwiderhandlungen würde man ganz penibel verfolgen und hart bestrafen. Die Bundeskanzlerin hatte alle Rechte und Möglichkeiten und konnte direkt und damit auf dem kürzesten Weg, Dinge beschließen und durchsetzen. Die Task-Force X430 war ihr direkt unterstellt und nicht mehr dem Innenministerium. Deren Einheiten wurden durch Militärpersonal aufgestockt und das Militär war demnach direkt dieser Spezialeinheit unterstellt. Und dieses Militär würde dann ab dem nächsten Tag auch präsenter auf den Straßen der gesamten Republik sein. Sämtliche Reservisten werden einberufen und dazu verdammt, Streifendienste zu übernehmen. Ein- und Ausreise aus Deutschland wird nahezu unmöglich, und die Grenzen zu unseren europäischen Nachbarn wieder geschlossen. Die Bundesrepublik Deutschland war damit allerdings nicht alleine. Die gesamten europäischen Länder beschlossen am selben Tag die gleichen Dinge, und auch die USA und andere Großmächte, zogen nach. Die westliche Welt würde mit einem Mal wieder in eine längst vergangene Zeit geschickt. Die militärische Präsenz wird für die Menschen ungewohnt und bedrohlich werden. Doch dies war nach Meinung des Bundestages, und auch der anderen Entscheidungsgremien der Länder, die einzige Möglichkeit, die Seuche irgendwann zu kontrollieren.

VEVEY,
SCHWEIZ

In der obersten Etage der Konzernzentrale saß ein Mann Ende 60, gemütlich auf seinem ausladenden Ledersessel, zurück gelehnt, mit einer Zigarre in der Hand und schaute sich die aktuellen Nachrichten auf einem großen Bildschirm an. Die sechs kleineren Bildschirme direkt darüber zeigten weitere Programme mit Nachrichtensendern aus aller Welt, die von den Protesten in Deutschland und anderen Ländern und von den aktuellen Entscheidungen der dortigen Regierungen berichteten. Der grauhaarige Manager, dessen Haut mit der eines dreißigjährigen vergleichbar war, fixierte zufrieden die Bildschirme. Dabei zog er genüsslich an seiner Zigarre und hauchte Rauchkringel in das große Büro, das mit schweren Holzmöbeln ausstaffiert war, und an dessen hölzernen Wänden sich millionenschwere Gemälde von Monet, Picasso und Miro ein Stelldichein gaben. Dann führte er ein Whiskeyglas an seinen Mund und nahm einen herzhaften Schluck. Die Stille wurde von einem Klingeln unterbrochen, das sehr hart und eindringlich war. Der Mann setzte sein Glas auf dem Beistelltisch ab, nahm sein Handy von ebendiesem und führte es an sein Ohr.

„Hallo!", dann hörte er aufmerksam zu, während er immer noch die Bildschirme im Auge behielt.

Er lächelte breiter. „Danke, ich finde es auch sehr gut, alles klappt bisher perfekt. Ich schätze in zwei Wochen sind wir soweit und können dann die nächste Phase einleiten. Nach dem Reinigungsprozess werden wir dann mit der Aktion „Injektion" beginnen. Alles läuft nach Plan!"

Dann legte er das Handy wieder auf den Beistelltisch und widmete sich erneut seinem Whiskey.

„Alles läuft nach Plan", bestätigte er sich lächelnd selbst noch einmal, bevor er weitere Rauchkringel mit seiner Zigarre produzierte.

HAMBURG,
UNIVERSITÄTSKLINIKUM

Gerrit und Michael arbeiteten jede freie Minute daran, ihren Verdacht zu überprüfen. Sie hatten neben Lukas Schultz noch zwei andere befreundete Biologen mit Proben ausgestattet und warteten nun auf die Ergebnisse. Nebenher lief der kleine Röhrenfernseher, der zwar nur eine Bilddiagonale von 50 cm vorzuweisen hatte, doch um die Nachrichten zu verfolgen, genügte das. Die aktuellen Geschehnisse hatten auch die beiden Pathologen nicht kalt gelassen.

Ausgangssperre und Versammlungsverbot, Militär auf den Straßen und nahezu keine Demokratie mehr. Dies alles hörte sich sehr beängstigend an.

Michael arbeitete gerade am PC und tippte einen Untersuchungsbericht ein, als er in den Nachrichten etwas Interessantes bemerkte.

„Gerrit", rief er seinem Kollegen zu, „komm mal schnell her, das wird Dich interessieren!"

Gerrit kam rüber zum Schreibtisch und Michael war schon dabei, den Fernseher lauter zu stellen. Auf dem Bildschirm sah man rechts neben der Nachrichtensprecherin das Bild eines blonden Mannes, darunter sein Name „Lukas Schultz".

Die Sprecherin sagte nun: „Der renommierte Biologe Lukas Schultz wurde heute in seinem Labor tot aufgefunden. Schultz ist nun schon der dritte Biologe innerhalb von zwei Tagen, der dem Ebola-Virus während dessen Untersuchung zum Opfer fiel. Die untersuchenden Behörden schließen nicht aus, dass sich der Biologe und seine Kollegen aus anderen Forschungsinstituten wegen zu geringen Selbstschutzes infizierten. Allerdings hatten alle drei Forscher keinen offiziellen Forschungsauftrag und damit auch nicht die Ausstattung, um an dem Ebola-Virus zu arbeiten. Man kann nur hoffen, dass ihre unvorsichtige, auf Eigeninitiative beruhende Arbeitsweise nicht noch weitere Menschen angesteckt hat. Die Behörden verurteilen diese Alleingänge aufs Äußerste und werfen den drei Wissenschaftlern grobe Pflichtverletzungen vor. Die Behörden fordern jeden auf, eigenmächtige Forschungen einzustellen und sich lieber an die offiziellen Behörden zu wenden. Dort wird alles Erdenkliche unter den besten Schutzmöglichkeiten getan, um der Seuche Herr zu werden. Eigenmächtige Aktionen behindern eher die Forschungen, als dass sie diese unterstützen würden."

„Lukas ist tot?", Gerrit musste sich setzen. Dann nahm er den Telefonhörer ab und wählte eine Nummer aus seinem Notizbuch. Dies wiederholte er ein weiteres Mal mit einer anderen Nummer. Nach 20 Minuten ließ er sich müde nach hinten in seinen Stuhl sinken.
„Sie sind alle tot!", stellte er in einem resignierenden Tonfall fest. „Die anderen beiden toten Biologen sind Bernd Michelsrieder und Peter Brett, die für uns die anderen Proben untersuchen sollten. Nun sind alle, die wir mit der Untersuchung betraut hatten, gestorben."
„Meinst Du, es war wirklich so, dass sie sich an unseren Proben angesteckt haben, weil sie nicht vorsichtig genug waren?", fragte Michael Niederer.
Gerrit strafte ihn mit einem eindringlichen Blick. „Das waren alles Koryphäen in ihren Fächern, das sind keine Anfänger gewesen, die nicht wissen, wie man mit einem Virus, während einer solchen Epidemie umgehen muss. Und deren Equipment und die Untersuchungsräume waren immer auf dem neuesten technischen Stand."
Die beiden saßen noch eine Weile sprachlos vor dem Fernseher und ließen das alles auf sich wirken. Dann klingelte das Telefon.
„Universitätsklinikum Hamburg, Pathologie, Gerrit Hermann!", meldete sich der Chef der Pathologie ordnungsgemäß.
Dann hörte er nur zu.
„Hör mal, wer bist Du denn? Warum mussten meine Kollegen sterben?" Nach einer weiteren Minute, die er dem Anrufer zuhörte, knallte Gerrit den Hörer auf die Gabel.
„Du glaubst nicht, was da gerade passiert ist", rief er seinem Kollegen zu, der schon die ganze Zeit über interessiert schaute.
„Erzähl!", forderte der.
„Das war der Kerl vom letzten Mal. Er sagte, dass er es bedauert, was mit meinen Kollegen passiert ist, wir aber unbedingt dran bleiben, und der Sache auf den Grund gehen sollen. Wir wären auf der richtigen

Spur. Und die neuesten Entscheidungen, die man im Haus treffen würde, sollten uns eher anspornen als resignieren lassen."

„Der ist doch nicht mehr ganz normal! Was meint er denn mit den neuesten Entscheidungen?"

„Keine Ahnung, mir ist nichts bekannt, das uns resignieren lassen würde, außer dass unsere Kollegen reihenweise sterben."

Dann klingelte wieder das Telefon.

„Na dem werde ich was erzählen …", fauchte Gerrit und ging wieder an den Apparat.

„Was glaubst Du, wer Du bist?", rief er ungehalten in den Hörer. Dann änderte sich sein Gesichtsausdruck und er schaute etwas verlegen.

„Nein, bitte entschuldigen Sie, ich wusste nicht …", stotterte Gerrit, „… ja, wir kommen sofort vorbei. Bis gleich."

Gerrit legte auf und sank in seinen Stuhl zurück. „Oje, das war die Klinikleitung", rollte er mit den Augen. „Wir sollen in einer halben Stunde dort sein, sie hätten etwas mit uns zu besprechen."

„Oh du meine Güte!", kommentierte Michael das Gespräch. „Neue Entscheidungen?", fragte er.

„Sieht ganz so aus", meinte Gerrit.

BERLIN, BER

Im Labortrakt, der in dem ursprünglich als Flughafen konzipierten BER errichtet worden war, arbeiteten mittlerweile 40 Virologen unter der Leitung von Dr. Lukas Madison fieberhaft an einer Lösung des Problems. Die Forscher standen über das Internet im Austausch mit internationalen Labors in aller Welt, die sich ebenso um das Problem Ebola kümmerten. Immer neue Proben von Opfern und Infizierten kamen herein, und mussten untersucht werden. Ein spezielles Team kümmerte sich nur um die Übertragbarkeit des Virus und versuchte zu eruieren, wie es sein kann, dass so viele Menschen davon befallen sind, die jedoch nicht in einem direkten Kontakt mit Körperflüssigkeiten eines Infizierten standen. Katharina Bachmann war im gleichen Team wie ihr Freund Dr. Manfred Sauer, der noch vor wenigen Tagen einer der Virologen der Berliner Charité war, und nun auf dem BER eine Abteilung von 12 Wissenschaftlerinnen und Wissenschaftlern leitete. Sie untersuchte Proben von Opfern nach irgendwelchen Auffälligkeiten zum eigentlichen Ebola-Stamm.

Heute saß Kathy an einem PC und wollte anhand eines Vergleichs von Kontrollversuchen Übereinstimmungen von Unregelmäßigkeiten bestätigen, die sie festgestellt hatte. Die Proben und Zwischenergebnisse hatte sie an eine Partnerabteilung weitergegeben. Ein Stirnrunzeln machte sich auf ihrer Stirn breit. Dann tippte sie erneut einige Suchanfragen in den PC, die jedoch erfolglos blieben.

Kathy griff zum Telefon und wählte die Nebenstelle 456.

„Hallo Dr. Nikolaus, hier spricht Katharina Bachmann vom Team Dr. Sauer. Ich habe Ihrer Abteilung vor drei Tagen fünf Proben zur Kontrolle eingereicht. Die Proben stammten von fünf Opfern aus einem Pflegeheim in Hamburg." Dann hörte sie aufmerksam zu.

„Hm, aber das kann nicht sein, ich finde sie auch in meinem PC nicht mehr. Auch meine Untersuchungsberichte zu den Proben, die ich selbst angefertigt hatte, sind nicht mehr aufzufinden."

„Natürlich habe ich die Proben weitergereicht", dann nannte sie Dr. Nikolaus fünf Vorgangsnummern, die mit den Proben in Verbindung standen. Es vergingen ein paar Minuten, bis Dr. Nikolaus wieder in der Leitung war, ihr jedoch keine positiven Nachrichten geben konnte. Entweder hatte sie die Proben nie eingereicht, oder sie gingen irgendwie verloren.

„Aber Herr Dr. Nikolaus, wie können denn Proben und Untersuchungsberichte unabhängig voneinander und gleichzeitig bei Ihnen und mir wegkommen? Das ist nicht möglich."

„OK, vielen Dank für Ihre Hilfe. Schönen Tag noch" entnervt legte Kathy den Hörer auf. Sie wusste nicht, was sie zuerst machen sollte. Also beschloss sie nach einiger Zeit, ihren hiesigen Vorgesetzten und Freund, Dr. Manfred Sauer, anzurufen und ihn über die Sache zu informieren.

Nachdem sie mit Dr. Sauer über die Sache gesprochen hatte, stand er in ihrem Büro.

„Kathy, Du kannst mir nicht erzählen, dass Proben und deren Untersuchungsberichte offensichtlich nicht angekommen sind. Das ist

Hauspost, noch keine 100 Meter voneinander entfernt sind diese beiden Büros."

„Ich weiß, Manfred, aber es ist leider so. Die Proben sind irgendwie verschwunden, die Berichte ebenso."

„Katharina, warum wolltest Du diese fünf Proben noch mal untersuchen lassen? Was war denn so besonders daran?"

„Die fünf Opfer waren allesamt alte Leute, die durch ihr Alter und die Krankheiten, die sie hatten, an ihr Bett gefesselt waren. Keiner war mobil, sie lagen auf einer abgeschlossenen Station ohne Publikumsverkehr, waren ohne Anhang und damit hatten sie auch von außen keine Besuche mehr. Und alle fünf sind innerhalb von Minuten an den gleichen Symptomen gestorben. Die Symptome wurden schnell schlimmer und die Patienten starben letztlich an multiplem Herzversagen. Ihre Körper waren von innen vollständig ausgehöhlt worden. Nachdem die örtlichen Behörden feststellten, dass sie Ebola-Opfer waren, wurden sie sofort von den örtlichen Pathologen untersucht. Innerhalb von wenigen Stunden von deren Tod bis zur Benachrichtigung des Pathologen haben sich aber alle wichtigen Organe im Körper der Opfer aufgelöst. Und dies fast vollständig. Der Pathologe wollte von uns eine Zweitmeinung hören, und schickte uns seine Proben. Und ich hatte eine neue Eiweißkette entdeckt, die dem Virus anhing. Deswegen wollte ich ebenso eine Zweitmeinung einholen. Und nun sind die Proben auf den paar Metern und auch noch die Original-Berichte verschollen. Keiner weiß warum und wie das passiert sein konnte."

Manfred Sauer runzelte die Stirn.

„Schau mich nicht so an, ich bilde mir das nicht ein!", beteuerte Kathy, ohne überhaupt einen Einwand von ihm gehört zu haben.

„Aber ich habe gar nichts gesagt", beteuerte Dr. Sauer.

„Ich konnte es Dir ansehen, dass Du etwas dagegen sagen möchtest", wetterte sie. „Aber ich kann es beweisen. Ich habe hier den unterschriebenen Beleg, den der Bote im Labor Nikolaus abzeichnen ließ."

Kathy zog einen Ordner aus dem Regal hinter ihr und fing an zu blättern. Immer hektischer wurden ihre Finger. Zwischendurch schlug sie den Ordner zu, drehte ihn um, um das Rückenschild zu lesen, klappte ihn wieder auf und suchte erneut.

„Doch nichts da?", erkundigte sich Dr. Sauer.

„Das kann nicht sein! Ich habe mir das doch nicht eingebildet", beteuerte Kathy und schaute ihn von unten herauf mit einem Dackelblick an.

„Meine liebe Kathy, Du hattest in letzter Zeit viel um die Ohren, da kann so etwas schon einmal …"

Manfred Sauer konnte den Satz gar nicht zu Ende reden, schon wurde er von Kathy angefaucht.

„Ich spinne mir das nicht zusammen! Manfred, ich hatte die Proben untersucht und sie weitergegeben. Der Beleg war hier!"

Sie warf den Ordner auf den Tisch, drehte sich um, und suchte einen zweiten Ordner, den sie ebenso durchkämmte. Erfolglos.

„Der Eingangsbeleg und das Schreiben von Dr. Gerrit Hermann aus Hamburg sind auch weg. Manfred, hier geht etwas nicht mit rechten Dingen zu!"

„Aber Kathy, was soll denn das? Es gibt sicher keine Verschwörung, die Belege und Proben verschwinden lässt. Warum auch? Wir wollen doch alle miteinander, dass wir die Seuche in den Griff bekommen. Wenn wir etwas in Deinen Untersuchungen finden würden, das uns dabei hilft, dann wäre das doch unbezahlbar wertvoll!"

„Aber Manfred, sie waren da!", schluchzte Kathy, deren mittlerweile die Tränen in den Augen standen.

„Ich glaube Dir ja, aber wir haben nichts in der Hand."

„Ja, leider." Kathy fummelte ein Taschentuch aus der Schublade und schnäuzte sich. „Ja, leider." wiederholte sie.

FRANKFURT / MAIN

„Mein lieber Michael", Oliver Seifen, Chefredakteur des „Zonenspiegels" stand vor Michael Tintenklecks, hatte ein paar lose Blätter in der Hand und schüttelte den Kopf. „Du weißt, dass Du mir sehr am Herzen liegst, und dass ich immer ein großer Fan Deiner Arbeit bin."

„Oje, wenn Du schon so anfängst …", lächelte Michael seinen Chef verlegen an.

Ohne sich von dem frechen Einwand beeindrucken zu lassen, machte Oliver weiter: „Nein, das stimmt. Ich bin ein regelrechter Fan. Und der „Zonenspiegel" kann stolz sein, Dich in seinen Reihen zu haben. Viele unserer Leser sind nur unsere Abonnenten wegen Deiner Kolumne und Deiner Beiträge. Die warten immer auf Neues und darauf, was Du als Nächstes aufdeckst. Aber das hier …?" Oliver zog seine Brille auf die Nasenspitze und lugte über sie hinaus, erst flüchtig auf die Blätter in seiner Hand und dann leicht spöttisch auf Michael herab. „Das hier …, das ist nicht das, was ich von Dir gewohnt bin." Dann schaute er wieder auf die Blätter, blätterte die vier Seiten eher nebenbei durch, als dass er wirklich den Inhalt noch einmal lesen würde.

„Eine Verschwörung mit riesigen Särgen für eine Epidemie? Seit Jahrzehnten geplant? Michael, wir sind nicht die Blind-Zeitung". Dann lächelte er gutmütig.

„Oliver, es ist aber so Wir müssen das den Menschen dort draußen doch mitteilen!" protestierte Tintenklecks nun.

„Ach was, davon hätten wir doch schon längst irgendetwas mitbekommen."

„Was meinst Du, wo die Worte Verschwörung und Geheimmission herkommen?" lächelte nun Michael seinen Chefredakteur mildtätig an.

„Schwarze Särge für das Volk! Alleine die Überschrift ist erschreckend."

„Soll sie ja auch! Die Leute müssen darauf aufmerksam werden und es lesen!", rechtfertigte sich Michael, der mittlerweile sehr missmutig über die Reaktion seines sonst so liberalen und experimentierfreudigen Chefs war.

„Ich kann das so nicht durchgehen lassen. Ich weiß, Du hast mit Deinem Team da sicher gut recherchiert und auch wenn etwas dran wäre an der Story. Ich kann und darf das nicht bringen. Tut mir sehr leid."

Michal war platt.

„Ist das der offene und investigative Journalismus, den Du Dir wünschst? So wie Du das immer allen erzählst? Wenn eine Story kommt, die etwas strange ist, wird sie abgesagt?"

„Michael, nun werde nicht ungerecht. Du weißt, dass ich sehr offen für investigativen Journalismus bin. Aber alles hat seine Grenzen. Du kannst nicht beweisen, von wem die Dinger sind, die da auf dem ehemaligen Flughafen herumliegen, Du kannst nicht beweisen, dass sie wirklich Särge sind, oder ob sie für etwas ganz anderes, Harmloses, gebraucht werden. Nichts!"

„Du bringst es also definitiv nicht?", fragte Tintenklecks nach.
„Nein, definitiv nicht, tut mir leid."
„Braucht es nicht, dann biete ich es der Blind an", folgerte Tintenklecks mit der Hoffnung, dass Oliver noch einen Rückzieher machen würde.
„Tu das, ich wünsche Dir viel Erfolg damit, aber wir können es nicht drucken".
Michael war nun sehr überrascht, das mit der Blind-Zeitung war eigentlich nur als letzter Druck gemeint, damit Oliver sich doch noch umentscheidet. Doch was nun? Sollte er wirklich zu diesem Boulevardblatt gehen?

Seifen hielt ihm die Blätter seines Manuskripts vor die Nase. Er schnappte sie und verließ kopfschüttelnd das Büro.
„Ach und Michael", rief Seifen ihm hinterher. Der drehte sich um und dachte schon: „Er hat doch gebluft!"
„Michael, wir brauchen dann für morgen noch eine Story von Euch, denk dran."
„Ja, geht klar", brummelte Michael, der etwas ganz anderes erwartet hatte. „Die Story für morgen hast Du Idiot gerade abgeblasen!", dachte er sich.
Michael schlurfte in seine Etage und betrat die Tintenklecks-Redaktion. Alle erwarteten ihn aufgeregt und standen schon parat.
„Ihr könnt die Sektflasche wieder wegstellen, er hat es abgelehnt."
„Was?", kam es im Chor.
„Ja, zu windig, keine Beweise, Blabla …"
Nun fingen die drei anderen an, durcheinander zu plappern und sich tierisch über ihren Chefredakteur aufzuregen.
„Bevor Ihr Euch da zu sehr echauffiert, der Alte sagte mir auch gleich, dass wir noch bis morgen einen Artikel abzugeben haben. Wir müssen also etwas aus der Reservebank holen und neu aufmontieren. Macht Ihr das bitte? Ich habe noch zu tun."
„Ja klar", kommentierte Wesley die Aufgabe.

Dann flog schon die Tür zu Michaels Zimmer von innen mit einem lauten Knall zu.

An seinem Schreibtisch angekommen, kramte er sein Visitenkartenbuch heraus und blätterte darin. Dann nahm er den Hörer ab und wählte eine Nummer.

„Robert!", rief er erfreut in den Hörer, als jemand sich meldete. „Robert, ich habe Dir ein Angebot zu machen. Sucht Ihr noch eine tolle Story?" Nach einigen Sekunden Wartezeit … „Na das wusste ich doch. Lass uns in einem Café treffen. Um 11 Uhr? Perfekt!"

„Mal sehen, was die Blind von meinem Artikel hält", dachte Michael, nachdem er aufgelegt hatte. Wütend lehnte er sich zurück, verschränkte die Arme hinter seinem Kopf und legte die Beine auf seinen Schreibtisch. „Wir werden dem Alten schon zeigen, dass wir auch woanders unterkommen", murmelte er eine Spur zu laut vor sich hin.

HAMBURG,
UNIVERSITÄTSKLINIKUM

„Meine Herren, schön, dass Sie hier sind. Setzen Sie sich doch!", flötete Elvira Mattig, die Klinikleiterin, auffallend nett.

Die beiden schauten sich mit hochgezogenen Augenbrauen an, rochen schon etwas „Faules" an der Sache und setzten sich dann hin.

„Kaffee?"

„Nein, danke! Was können wir für Sie tun, Frau Direktorin?", kam Gerrit gleich zum Wesentlichen.

„Sie wissen ja, wie es momentan in der Welt aussieht, die Ebola-Seuche hat uns alle im Griff und trotz umfangreicher Schutzmaßnahmen sterben eine Menge Leute. Und noch viel mehr infizieren sich täglich." Elvira schaute kurz zu ihnen und wartete, ob Fragen kamen. Die kamen nicht, also konnte sie weiter machen.

„Nun fiel vom Krisenstab der Task-Force X430 die Entscheidung, dass wir zum Seuchenzentrum Norddeutschlands werden. Wir werden die Klinikpatienten auf andere Krankenhäuser verteilen, ein wenig umbauen und die Klinik dann komplett abriegeln. Innerhalb der nächsten 10 Tage muss alles so weit sein, dass wir abgeriegelt und steril sind, und dann bekommen wir alle Ebola-Opfer, Verdachtsfälle und Tote hier her."

„Hier her?", fragte Gerrit erstaunt. „Das ist ja eine Wahnsinnsaufgabe. Gibt das hier dann ein weiteres KZ, wie es schon BER ist?"
„Dr. Hermann, bitte mäßigen Sie sich mit ihren Ausdrücken. Weder BER noch wir sind ein KZ. So etwas möchte ich nie wieder hören!" Die kleine, zierliche Direktorin lief vor Wut, die in ihr wegen dieser Bemerkung aufstieg, rot an.
„Wir werden eine Anlaufstelle für Betroffene und Infizierte sein, und mit einer engen Kontrolle und den Sicherheitsmaßnahmen nur versuchen, die Seuche einzudämmen. Der Vergleich von Ihnen war mehr als daneben, Dr. Hermann."

„Es tut mir ja auch leid", entschuldigte er sich, „aber es sieht eben ganz so aus. Auf jeden Fall für Außenstehende."
„Sie sind aber keine Außenstehenden! Sie sind Mitarbeiter dieser Klinik und sollten bei Ihrer Wortwahl etwas mehr Disziplin nachweisen und vor allem denken, bevor Sie drauf losplappern!"

„Bitte entschuldigen Sie, ich kann ihre Wut verstehen. Es tut mir außerordentlich leid."
Gerrit war nur noch gefühlte 10 cm groß und wollte am liebsten im Boden versinken. Um die Situation zu retten, versuchte er, das Thema schnell zu wechseln.
„Aber was können wir denn zu dem neuen Konzept beitragen, liebe Frau Mattig?"
„Na gut, kommen wir wieder zum eigentlichen Grund, warum ich Sie beide hergebeten habe. Wir werden natürlich ein erhöhtes Aufkommen an Todesopfern bekommen. Da wir alle Toten durch die Seuche, die im Norden Deutschlands anfallen, hier her bekommen, wird das schon einen nicht unwesentlichen Mehraufwand darstellen. Und da brauchen wir natürlich Sie, liebe Kollegen Hermann und Niederer."
Die beiden lächelten sich an, denn sie erkannten, dass sie so in ihren Forschungen sehr schnell weiter kommen würden.

„Sie werden dafür sorgen, dass diese schnell und sicher für einen Weitertransport vorbereitet werden. Allerdings werden wir keine Zeit haben, für Obduktionen. Die Todesart steht in allen Fällen fest und wird nicht angezweifelt, Sie werden einfach nur die Angelegenheit logistisch in die Hände nehmen."

„Wie?", fragte Hermann nun. „Wir sollen die Opfer nicht untersuchen?"
„Nein! Wenn Proben genommen und untersucht werden, wird dies alles zentral in Berlin geschehen. Dort kommen auch die Opfer nach der Vorbereitung durch Sie hin."

„Wir sind also nur noch „Verpacker"?".
„Nun, ich würde das nie so ausdrücken. Es geht ja schließlich um Menschen, die vorbereitet werden müssen, aber grundsätzlich und theoretisch … Ja, Sie sind nur Logistiker!"

„Aber wir haben schon angefangen, bei den bisher hier lagernden Opfern Proben zu nehmen und zu analysieren. Wir sind schon mitten drin, in der Lösung des Rätsels um die Ansteckung und so weiter", rechtfertigte sich Gerrit und auch Michael Niederer protestierte lautstark.
„Meine Herren, Sie stellen Ihre Forschungen sofort ein und machen sich mit den Abläufen vertraut, die in diesem Papier der Task-Force-X430 stehen. Das Forschen ist Ihnen beiden nun ausdrücklich untersagt! Das machen andere. Sie sind die Logistiker, und damit haben Sie genug zu tun. Keine Widerrede!"

GELSENKIRCHEN-SCHALKE

Da seit Kurzem die Bundesliga Saison aufgrund der möglichen Ansteckungsgefahr durch Ebola eingestellt worden war, hatte die Landesregierung NRW kurzfristig das Stadion von Schalke 04 offiziell angemietet.
Hier wurden alle Infizierten, die der Task-Force gemeldet wurden, sozusagen „geparkt", bis sie in Sonderzügen nach BER geschickt

wurden. Solche Lager gab es in vielen deutschen Städten. Und in Gelsenkirchen wurde eben das vorhandene Stadion für diesen Zweck genutzt. Dutzende von kleinen Zelten, die eigentlich für Hochzeiten und andere Feierlichkeiten vermietet wurden, standen im Innenraum des Stadions, ausgestattet mit Feldbetten der Bundeswehr und anderem spärlichen Mobiliar. Dazwischen waren größere Zelte des Roten Kreuzes und des THW zu erkennen. Überall liefen Sanitäter und freiwillige Helfer mit Schutzanzügen umher. Vor dem Stadion war eine weitere kleine Zelt- und Containerstadt aufgebaut, in der das Personal und die Sanitäter, und auch das Sicherheitspersonal untergebracht waren. Hier war auch eine Großküche als Provisorium in einem Zelt untergebracht, die alle – die Infizierten als auch das Personal und die Hilfskräfte – mit Lebensmitteln versorgten. Gleich daneben standen ganze Berge von riesigen, schwarzen Kästen, die darauf warteten, mit Ebola-Opfern, die es nicht mehr nach Berlin schafften, aufzunehmen. Auf einem weiteren Platz waren bereits Hunderte gefüllter Behälter gelagert.

Das Stadion und alles drum herum waren mit Zäunen versehen worden und wurde rund um die Uhr von schwer bewaffneten Männern und Frauen bewacht.

Vor dem Stadion protestierten etwa 200 Männer und Frauen mit großen Transparenten, auf denen Sprüche standen wie etwa:

„Schafft die Konzentrationslager ab!"
„War Auschwitz nicht genug?"
oder
„Schalker wehrt Euch gegen die Willkür!"

FRANKFURT / MAIN

„Schon wieder so ein komischer, anonymer Brief", Michael Tintenklecks holte seine Leute zusammen und öffnete mit ihnen zusammen den braunen Umschlag.
„Was ist es denn heute?", erkundigte sich sein Fotograf Ralf Meinhardt aufgeregt und machte dabei ein paar Schnappschüsse.

Fotografenkrankheit eben. Er musste immer und überall Fotos machen.

Dafür hasste seine Frau ihn oft. Denn das legte er Zuhause auch nicht ab. Immer und überall schleppte er mehrere Kameras mit sich herum und knipste die banalsten Dinge, Blumen am Wegesrand, eine brennende Zigarette, ein Pärchen auf einer Bank und, und, und.

„Fahren Sie nach Hamburg ins Universitätsklinikum, dort gehen Sie in die Pathologie und suchen Herrn Dr. Gerrit Hofmann. Aber passen Sie auf, dass sie lebend dort ankommen. P.S.: Suchen Sie weiter diese Frau!"

Dann hielt er das gleiche Bild hoch, das er schon damals Zuhause unter dem Türschlitz vorgefunden hatte.

„Da macht sich einer viel Arbeit", überlegte Ralf laut, nahm ihm das Bild aus den Fingern und schaute es sich noch einmal ganz genau an.
„Wie sollen wir denn nur anhand eines Bildes heraus bekommen, wer das ist?", fragte Stefanie.
„Vielleicht sollten wir doch nach Hamburg fahren, und da den Pathologen aufsuchen?", schlug Wesley vor.
Michael Tintenklecks nickte und las noch einmal die Zeilen.
„Wir müssen unbedingt dort hin", dann schaute er erschrocken auf.
„Hey Leute, ich habe heute noch so eine komische Email bekommen. Da hat wohl einer auf meinen Aufruf in diesem Mystery-Forum im Internet geantwortet."
Dann stürzte er sich an seinen PC und tippte in die Tasten.
Nachdem er zuerst selbst gelesen hatte, was da stand, ließ er seine Kollegen daran teilhaben und las laut vor:
„Eintrag von heute 11:32 Uhr von einem gewissen „Knowingitall" – aha, der Herr Allwissend, lachte er spöttisch. Na da bin ich mal gespannt, was da herauskommt."
„Laber nicht so lange drum herum, lies vor!", spornte ihn Wesley an.
„OK, also hört zu. Unbestätigte Meldungen aus verschiedenen Teilen Deutschlands haben uns mitgeteilt, dass das Universitätsklinikum Hamburg das neue Seuchenzentrum für Norddeutschland werden soll. In den nächsten 10 Tagen ist die Umgestaltungsphase abgeschlossen,

und das gesamte Gelände steht ab dann unter absoluter Quarantäne. 22 LKW mit X430-Särgen wurden dort gesehen und fotografiert."

Michael klickte auf zwei Tasten, schaltete den großen Monitor an der linken Seitenwand ein, und dort erschienen einige Bilder, die einen großen, von Gebäuden eingefassten Hof zeigten, dessen Gebäude ähnlich derer waren, wie sie in Krankenhäusern gerne gebaut wurden. Dann sah man einige schwarze LKW ohne irgendwelche Aufschriften mit der besagten Ladung. Den Vieren stockte der Atem.

„Da sind die schwarzen Särge … Tausende!", sagte Wesley.

Tintenklecks speicherte den Blog und die Bilder ab, ließ sie aber auch gleich ausdrucken.

„Leute, noch ein Argument mehr, nach Hamburg zu fahren. Die Särge stehen genau dort im Universitätsklinikum Hamburg-Eppendorf. Dort, wo wir auch diesen Dr. Gerry Hermann treffen sollen", stellte er fest.

„Dann lasst uns aufbrechen, je schneller desto besser. Wenn wir da noch ein paar eigene Fotos machen können, umso besser", lächelte Ralf mit einem breiten Grinsen.

Eine Stunde später waren sie unterwegs. Michael hatte von der Mercedes-Werkstatt, in der sein Liebling nun zur Reparatur stand, einen großen Ersatzwagen erhalten. Eine ML 500 Allrad-Limousine oder neudeutsch „SUV" war ihm kostenlos zur Verfügung gestellt worden. Ein, wie er feststellen musste, gleichwertiger Ersatz zu seinem Coupé, das ebenso groß dimensioniert motorisiert war. Aber in dieses Fahrzeug hier passten sie alle Drei mitsamt Gepäck sehr bequem rein. Sie hätten natürlich auch alle Vier rein gepasst, aber Stefanie musste in der Redaktion bleiben, um den aktuellen Artikel zu überarbeiten, den sie dem Zonenspiegel schuldeten. Einer musste immer in den sauren Apfel beißen. Und heute hatte Stefanie Pech. Obwohl sie eigentlich ganz froh war, nachdem sie letztens die Erfahrung mit der Verfolgungsjagd durch Frankfurt erlebt hatte. Ihr Bedarf an Adrenalin war fürs Erste gedeckt!

„Wie war denn eigentlich Dein Termin heute Morgen mit der Blind?"

Tintenklecks schaute ganz verdutzt seinen Beifahrer Wesley an, von dem diese Frage kam.

„Ach, der Herr trifft sich mit der Blind?", kam es spöttisch vom Rücksitz.

„Woher weißt Du denn das? Ich habe das noch niemandem erzählt." Michael war baff.

„Na hör mal, ich bin Dein Rechercheur, wenn ich nicht weiß, was abgeht, wer dann?"

Jetzt schaute Michael noch verdutzter.

„Du spionierst Deinem Chef nach?"

Wesley Horaeb musste laut lachen.

„Nein, denkst Du das wirklich?", dabei klatschte er seinem Chef und langjährigen Freund auf die Schulter. „Die Sekretärin von der Blind hatte mich angerufen, als Du schon weg warst, und hat noch mal nachgefragt, ob Du schon unterwegs bist. Da Du weg warst, konnte ich ihr nur sagen, dass Du eben weg bist, aber nicht, ob Du zu ihnen auf dem Weg warst. Ich musste nur noch eins und eins zusammenrechnen."

Dann ließ er seine weißen Zähne blecken! Seine dunkle Hautfarbe ergab einen hervorragenden Kontrast dazu.

„Und wie war es nun?", fragte Ralf von den hinteren Plätzen neugierig.

„Ja, erzähl mal", bohrte auch Wesley nach.

HAMBURG,
UNIVERSITÄTSKLINIKUM

Die Stimmung war nicht gerade berauschend, als Gerrit und Michael das Verwaltungsgebäude des Universitätsklinikums verließen. Nun wussten sie, dass sie endgültig raus waren aus der weiteren Forschung. Das ging beiden natürlich mächtig gegen den Strich.

„Diese Überheblichkeit! Das machen andere. Als wenn wir nicht geeignet dafür wären, diese Proben zu untersuchen. Was denken die sich?", schnaubte Michael Niederer verächtlich, während beide über die riesige Anlage liefen.

„Und unser Typ am Telefon wusste das. Ist Dir das schon aufgefallen? Er sagte: Wir sollten uns von der Entscheidung der Klinikleitung nicht abschrecken, sondern eher anspornen lassen", resümierte Gerrit, ohne auf die Klagen seines Kollegen und Freundes einzugehen.

„Stimmt. Der Anruf, das ist natürlich jetzt noch befremdlicher. Woher wusste ER das schon, bevor wir davon Wind bekommen hatten?", gab Michael nun seinen Senf dazu.

„Ja, das ist schon verdächtig. Ob der hier aus dem Klinikum ist?"
„Achtung!" Mit einem Ruck am Arm machte Michael Niederer seinen Freund auf einen riesigen LKW aufmerksam, den er eben übersehen hatte, und auf den er direkt zusteuerte. „Pass auf, wo Du hinläufst!" Gerrit zuckte und sah den riesigen LKW, der keine 20 cm vor ihm vorbei zog. Er schaute an dem Ungetüm hinauf und sah Dutzende von schwarzen Kübeln, die auf einem Tieflader verladen waren. Den zweiten Teil des Tiefladers belegten ebenso schwarze Deckel, die wohl dazugehörten. Zehn weitere dieser LKW fuhren in das Gelände ein, alle voll beladen mit diesen ominösen Kübeln.
„Was ist das denn?", staunten beide Pathologen und schauten den LKW hinterher.

Als die beiden später wieder in ihrem Kellerlabor angekommen waren, waren sie immer noch betroffen. Dass sie dermaßen von der Klinikleitung ausgebremst wurden, und die noch nicht mal daran interessiert waren zu erfahren, um was es sich genau bei ihren Forschungen und Befürchtungen handelte, machte sie ein Stück weit traurig.
„Schau mal, die Tagespost" Michael legte Gerrit einen braunen Umschlag hin, der an ihn adressiert war.
„Komisch, ohne Absender und ohne Briefmarke, muss wohl von einem Botendienst oder so kommen", kommentierte Gerrit den Umschlag, den er erst einmal in alle Richtungen drehte und wendete, bevor er ihn mit einem Brieföffner gekonnt aufschlitzte.

Nachdem er in den Umschlag gegriffen hatte, holte er eine zusammengeklappte Pappkarte heraus, öffnete sie und wirkte sichtlich erstaunt.
„Was ist das?", fragte Michael.
Gerrit nahm ein Bild aus der Karte heraus und drehte es in seine Richtung. Währenddessen las er die Karte laut vor: „Suchen Sie diese

Frau. Sie wird Ihnen behilflich sein, bei ihren Recherchen. Und lassen Sie sich nicht einschüchtern."

„Wer ist das denn?"
„Keine Ahnung, ich habe diese Frau noch nie gesehen", antwortete Gerrit.

VEVEY,
SCHWEIZ

Der Konferenzraum war eigentlich viel zu groß für die wenigen Menschen, die darin saßen und sich angeregt unterhielten. Gerade einmal fünf Personen, drei Männer und zwei Frauen, saßen um den Tisch herum, an dem normalerweise mehr als 20 Personen Platz finden. Doch heute war die Gesellschaft etwas kleiner, dafür aber umso exklusiver. Diejenigen, die hier saßen, waren allesamt entweder sehr reich und mächtig, oder auf ihrem Fachgebiet überaus erfolgreich. Die meisten waren beides.
Es war schon nach 23 Uhr und sie waren bis auf ein gutes Dutzend Bodyguards, die überall in den Fluren standen, und den Piloten der Privathubschrauber, die sich auf dem Dach der Konzernzentrale 10 Meter über ihren Köpfen tummelten, alleine. Es war sonst niemand mehr in dem riesigen Bürogebäude anwesend. Die Pförtner, die in ihrem Pförtnerhäuschen etwa 600 Meter von dem Hauptgebäude entfernt an der Grundstücksgrenze hockten, wussten wahrscheinlich gar nicht, dass sie hier waren, Und das war auch gut so.

„Bergier, Du kannst uns doch nicht sagen, dass das, was momentan passiert, noch gesteuert ist!", echauffierte sich einer der Männer. Die anderen wollten gerade mit einstimmen, als sich eine der Frauen am Tisch einmischte.
„Ich würde das gerne einmal kommentieren, wenn ich darf", dabei schaute sie zu Bergier, einem weißhaarigen Mann Ende 60, der genüsslich an seiner Zigarre nuckelte und große Rauchkringel zur Decke schweben ließ.

„Gerne Madame, Sie haben das Wort", antwortete dieser und lächelte sie großmütig an, als wenn es eine der größten Ehren sei, von ihm das Wort erteilt zu bekommen. Wer weiß, vielleicht war es auch wirklich so?

„Gut, vielen Dank, Monsieur Vilaine", dann wendete sie sich den anderen am Tisch zu. „Was Ihnen Monsieur Vilaine verständlich machen wollte, ist, dass unser Projekt X430 momentan genau so läuft, wie wir das erhofft und auch erwartet hatten. Wir stehen auf der Stufe X428 und werden in wenigen Wochen X429 erreichen. Wir wollten doch die Menschen weltweit in Angst und Schrecken versetzen. Das kann man nicht tun, wenn man nur ein paar Neger um die Ecke bringt". Ihre Augen funkelten, während sie mit einem leicht aggressiven Ton in die Runde blickte.

„Aber Madame, unser Plan war doch, die Seuche vor allem in Afrika wüten zu lassen, damit wir diese Leute endlich von der Bildfläche verschwinden lassen können. Und natürlich auch, damit wir die frei werdenden Gebiete ohne große Probleme annektieren können. Was nutzt es uns, hier Millionen von Menschen der höheren Klasse zu opfern?" Der hagere Mann, von dem dieser Einwand stammte, war Mitte 40 und hatte schwarzes, gut frisiertes Haar. Er war zwar körperlich etwas klein geraten, aber sein Auftreten war doch sehr weltmännisch.

„Andrew, Sie wissen doch selbst, dass man Opfer bringen muss, wenn man etwas erreichen möchte. Ihnen muss ich das doch nicht erklären. Gerade Ihnen, der schon eine royale Prinzessin opferte, um den finanziellen Erfolg nach oben zu schrauben. Und dann auch noch im eigenen Land." Sie schaute ihn herausfordernd an.

„Madame, was erlauben Sie sich?", empörte sich der englische Industrielle, und versuchte sich ein wenig aufzuplustern, was bei seinem Erscheinungsbild aber eher lächerlich wirkte.

„Wir wissen doch alle, was Sie damals angestellt haben, um mit den Arabern ins Geschäft zu kommen. Und dass Ihnen dieser Verlust überhaupt nichts ausmachte, obwohl oder vielleicht auch gerade weil Sie mit Prinz Charles so gut befreundet sind. Also hören wir auf mit Schmierentheatern. Wir sind alle Realisten, wir sind alle ohne Skrupel und jeder von den Anwesenden hat Dreck am Stecken. Aber dies hat doch noch keinen interessiert, oder etwa doch?" Sie schaute in die Runde, und alle nickten ihr zu. Auch Sir Andrew Dresmore musste sich diesen Argumenten geschlagen geben. Natürlich hatte er am meisten von dieser Sache profitiert, und sie aus diesem Grund auch angeleiert. Und Prinz Charles? Der war insgeheim froh, dass dieser Schandfleck auf seiner Vita, seine Ex-Frau, nun an einem Tunnelpfeiler in Paris klebte und nicht mehr an den Lippen eines Arabers, der ihr sogar noch ein Kind verpasst hatte. Glücklicherweise war dies nie geboren worden.

„Um Sie alle zu beruhigen. Sie können sicher sein, dass Ihnen allen und den Menschen, die Ihnen etwas bedeuten, nichts passiert. Sie gaben uns ihre VIP-Listen und alle darauf wurden entsprechend mit dem Gegenwirkstoff geimpft. Und die anderen, egal wer, können uns doch egal sein. Es geht ums Geschäft, und in dieses sind so viele Stellen verwickelt, da können wir froh sein, wenn wir das alles bald erledigt haben, und wir uns wieder den Tagesgeschäften zuwenden können. Wenn wir wieder alleine für uns arbeiten, und nicht noch unsere Partner im Rücken haben, oder etwa nicht?"
Nun nickten alle ein wenig heftiger mit ihren Köpfen, auch Sir Andrew.

Dann fuhr sie fort: „Ich weiß, unsere Intention war es erst einmal, den Weg für die Aktion „Injektion" zu ebnen und dann noch neues Land in Afrika zu erschließen. Dort können wir, Pardon Sie, dann viele neue Fabriken errichten und den afrikanischen Kontinent komplett umgestalten. Aber wir haben uns auch Sponsoren mit an Bord geholt, denen dies eher nebensächlich ist, die verfolgen ganz andere Ziele, und die Ausdünnung muss nun einmal so erfolgen, dass wir im Endeffekt auf die Summe an Menschen kommen, die eingefordert wurden. Und auch wenn es von der Menge her möglich wäre, weil Sie alle ja auch noch Arbeiter im „neuen Afrika" benötigen, können wir die 800 Millionen Einheiten nicht komplett dort ausdünnen. Wir müssen das weltweit tun. Auch deswegen, weil wir alle Nationen der Erde dazu bewegen müssen, an der Aktion teilzunehmen, und die Gesetze entsprechend zu erlassen. Wir müssen sie aufrütteln! Und dies geschieht nicht ohne Angst. Und die Angst, die müssen wir nun über sie bringen. Diese Angst, die werden sie haben – haben sie größtenteils schon heute. Aber es wird noch viel schlimmer werden! Und das ist auch gut so!"

Danach setzte sie sich wieder hin, die vier anderen am Tisch klatschten Beifall und es sah so aus, als hätte sie die Anwesenden wieder „in die Spur" gebracht.

„Wenn dann alles vorbei ist, leben wir in einer neuen, sauberen Welt und verdienen noch ein wenig mehr", lächelte die zweite Frau am Tisch. Alle anderen stimmten ihr zu.

A7
RICHTUNG HAMBURG, RASTHOF GÖTTINGEN-OST

Auf gutem halben Weg gönnte sich das Journalisten-Dreigestirn des Zonenspiegels erst einmal eine kleine Pause. Wesley und Ralf saßen schon an einem der kleinen Tische und labten sich an frisch gebrühtem Kaffee und einem Stückchen Kuchen. Der Chef, Michael Tintenklecks, war noch im Restaurant unterwegs, kam dann aber freudestrahlend und mit einem Tablett bewaffnet, an ihren Tisch.

„Oh Linsensuppe. Auch fein!", kommentierte Ralf.

„Ich kann das süße Zeug nicht essen, das ist mir lieber", meinte Michael.

„Aber Du bist sehr gut gelaunt. Ist das die Erwartung in die Linsensuppe?", spottete Wesley.

„Oh, merkt man es doch?" Michael fühlte sich ertappt. Dann klappte er, ohne auch nur ein weiteres Wort zu sagen, die aktuelle Ausgabe der Blind-Zeitung auf, und legte sie so auf den Tisch, dass man die Schlagzeile lesen konnte.

Millionen Särge für die Ebola-Opfer

stand dort in riesigen Buchstaben, daneben zwei Bilder, die Ralf von den großen, schwarzen Kübeln geschossen hatte. Auf einem davon sah man einen dunkelhäutigen Mann in einem der Särge liegen – die Gesichtszüge unkenntlich gemacht.

Darunter die Unterzeile:

Massensterben wurde vor 20 Jahren geplant!

„WOW! Das ist mal ne Hausnummer!", schwärmte Wesley sichtlich begeistert.

„Wesley auf der Titelseite der Blind, wer hätte das gedacht", feixte Ralf und klopfte ihm freundschaftlich auf die Schulter.

Sie klappten die Titelseite, die fast komplett der Story galt, um und sahen dann die nächste Doppelseite, die nur der Ebola-Story gewidmet war. In einer Ecke ein Foto von Michael Tintenklecks, und sein Markenzeichen so angebracht, dass es das Foto teilweise überlappte wie ein Stempel.

„Die ersten drei Seiten der Blind für unsere Story, das ist doch eine geile Sache!" begeisterte sich Michael und alle anderen pflichteten ihm bei.

Und die Story schien auch gut einzuschlagen, überall sah man Leute mit der Zeitung, die den Kopf schüttelten, schimpften und mit anderen diskutierten. Und auch als Michael auf sein Handy schaute, sah er, was so ein Artikel in der Blind anrichten kann. Er hatte 16 Anrufe in Abwesenheit und über 60 SMS erhalten. Zu den Emails drang er gar nicht erst vor. Zuerst musste er wenigstens die Anrufer und SMS-Schreiber zurückrufen, oder ihnen wenigstens schreiben. Alle beglückwünschten ihn zu dem Artikel, alle bis auf …

„Jungs, hört mal das hier. Da schreibt mir einer eine SMS mit folgendem Inhalt: Das war ein großer Fehler! Die Suppe wird Ihnen nicht schmecken."

Ralf fiel vor Schreck das Stück Kuchen von der Gabel und alle schauten sich mit großen Augen an.

„Von wem kommt das?", fragte Wesley.

„Anonym, war ja klar. Die Ratte will unerkannt bleiben."

„Die Ratte ist hier, sonst würde er doch nicht wissen, dass Du Suppe isst."

Michael wollte gerade den Löffel Suppe zum Mund führen, hielt in der Mitte inne, schloss seinen Mund und ließ den Löffel wieder zurücksinken.

„Du hast recht. Das könnte er nur wissen, wenn er hier ist."

Sofort schauten sich die Drei um. Doch es sah nicht so aus, als wenn jemand sie beobachten würde. Die Leute, die zu sehen waren, waren alles Reisende, die mit Kindern unterwegs waren, alte Menschen aus einem Reisebus vor der Tür oder drei Trucker, die an ein paar Automaten daddelten.

„Wo ist das Schwein?" Ralf war sichtlich aufgeregt.

„Kommt, wir fahren weiter", schlug Michael vor.

Dann machten sie sich auf den Weg zu ihrem Auto. Michaels Handy piepte und er schaute drauf, las sogleich laut vor: „Habt Ihr keinen Hunger mehr?"

„Der Sack schaut uns immer noch zu, Jungs wir sollten uns beeilen", schlug Wesley vor.

Wieder hörte man ein „piepiep" und eine neue Nachricht kam herein.

„Ihr müsst Euch nicht beeilen, wir kriegen Euch. Egal wo!"

„Oh Mann, das wird mir jetzt alles ein wenig zu heiß", bemerkte Wesley.

Dann blinkte auch sein Smartphone und zeigte an, dass er eine neue Nachricht bekommen hatte.

„Anonym!", sagte er und schaute die beiden Journalisten verdutzt an.

„Und was steht drin?"

„Ich weiß nicht, soll ich die Nachricht öffnen?"

„Warum nicht?"

„OK, wartet mal", dann tippte er etwas am Handy herum und stammelte dann, wie vom Blitz getroffen:

„Hallo mein Brauner Freund, es sieht gut aus, wenn Du in dem Sarg liegst. Kannst Du das noch mal machen?"

Sie waren entsetzt!

Kaum am Auto angekommen, schauten sie zu, dass sie schnellstmöglich einstiegen und davon fuhren. Sie hatten noch nicht einmal die Raststätte verlassen, da gab es bereits Probleme. Das Auto ruckelte sehr auffällig, der Motor stotterte und plötzlich blieb der Wagen auf der Fahrspur des Rastplatzes stehen.

„Scheiße!", platzte es aus Michael Tintenklecks heraus.

Dann stieg er aus, und ging um das Auto herum.

„Jungs, wir haben auch noch einen Platten. Sagte er, macht dann die Motorhaube auf, und schaute hinein. Nach ein paar Minuten kam Michael resigniert zurück.

„Keine Ahnung, am Motor ist, so wie ich es sehen kann, nichts."

Mit einem Mal sprang die hintere linke Seitenscheibe in Tausend Fetzen. Ralf duckte sich instinktiv und die anderen beiden drehten sich ab. Sekundenbruchteile später hörten sie einen lauten Knall und wieder zersprang eine Scheibe des großen Geländewagens. Die drei gingen hinter dem Wagen in Deckung.

„Da schießt wer auf uns!", stellte Ralf fest.

„Ach nee! Da wäre ich jetzt nicht drauf gekommen." Fluchte Wesley laut.

„Los raus!", rief Tintenklecks den beiden zu, während er sich schon hinter das Auto verkroch. Und schon kam der nächste Schuss, der in der Karosserie einschlug und den Wagen zum Erzittern brachte. Mit feuchten Händen wählte Tintenklecks die Notrufnummer.

Keine zehn Minuten später jagten zwei Streifenwagen der Polizei mit Blaulicht und Martinshorn heran. Die drei Journalisten kauerten immer noch hinter dem Fahrzeug, obwohl schon kurz nach dem Anruf von Michael Tintenklecks, die Schüsse aufgehört hatten.

BERLIN, BER

Kathy saß mit ihren Kolleginnen und Kollegen in der Kantine des Sicherheitsbereiches und aß zu Mittag. Es gab Nudeln mit Fleischklößchen und Tomatensoße. Dazu einen Salat.

Und obwohl sie solche Sachen eigentlich mochte, stocherte sie lustlos in ihrem Teller herum.

„Hey, was ist denn mit Dir los? Keinen Hunger?", fragte ihre Kollegin Angelika, die ihr gegenübersaß.

„Was? Ach, doch doch", antwortete Kathy verlegen und stopfte sich als Beweis ein Fleischbällchen komplett in den Mund. Mit dicken Backen saß sie da und versuchte irgendwie den, doch ein wenig zu groß geratenen Bissen, ladylike zu zerkauen. Angelika prustete laut los, und

Kathy musste zwangsläufig mitlachen. Konnte aber nicht, da ihr Mund mit Fleischbällchen überfüllt war. Dann nahm sie ihre Serviette und hielt sie sich vor den Mund, um eine mittlere Katastrophe zu vermeiden.

„Weißt Du, ich mach mir irgendwie Gedanken um alles hier", versuchte Kathy, als sie wieder Platz im Mund hatte, ihrer Kollegin die Situation zu schildern. „Das klingt jetzt vielleicht etwas komisch, aber ich wundere mich schon seit Tagen, warum es uns allen hier noch so gut geht?"
„Echt jetzt? Das hört sich wirklich schräg an. Wieso denn das?", hakte Angelika nach und schob sich ein Blatt Salat in den Mund.
„Na ja, wie soll ich es sagen? Ganz einfach. Wir sind hier alle täglich mit dem gefährlichsten Virus der Welt in Verbindung. Um uns herum sind Zehntausende Infizierte, mit denen wir und andere unserer Kollegen täglich hantieren. Und keiner von uns hat sich angesteckt? Ich meine, so überhaupt keiner?"

„Tja, da muss ich sagen", fing Angelika an, „da habe ich noch gar nicht drüber nachgedacht."
„Wir sind ja auch super ausgerüstet, da brauchen wir uns nicht zu wundern", ergänzte Peter, der neben Angelika saß und das Gespräch zwangsläufig mitbekommen hatte.
„Wir haben die beste Ausrüstung, die man für solche Einsätze haben kann."
„Schon, aber trotzdem passieren Fehler, wir sind alle Menschen!" versuchte Kathy ihre Gedanken zu rechtfertigen.
„Ich war ja in Afrika direkt vor Ort und wir waren auch gut ausgerüstet. Wir hatten dort weitaus weniger Kontakt mit weitaus weniger Opfern und trotzdem zwei Todesfälle unter uns Ärzten und Helfern." Kathy schaute irgendwie verzweifelt zu den beiden über den Tisch.
„Sehe ich das richtig, Du bist schlecht drauf und nachdenklich, weil wir noch nicht drauf gegangen sind?" Peter schaute etwas verdutzt.

„Na ja, so wollte ich das nicht sagen. Aber es ist schon etwas komisch, dass sich noch überhaupt niemand infiziert hat. Noch nicht mal einer der Totengräber oder der Wachmänner, und die sind nicht mit den modernsten Sicherheitsanzügen ausgestattet, wie beispielsweise wir hier."

„Ich glaube, da muss ich Peter recht geben, das hängt sicherlich größtenteils mit unserer Ausrüstung zusammen und dann auch mit einem Quäntchen Glück!"
Angelika und Paul nickten sich zustimmend zu und schauten dann zu Kathy, die immer noch nicht so recht überzeugt war.
„Hey, schau nicht so traurig, Kathy. Mach Dir doch darüber keine Gedanken."
„Ja, vielleicht mach ich mir wirklich einfach zu viele Gedanken", folgerte Katharina und ließ wieder einen ganzen Fleischkloß im Mund verschwinden.
„Mmmmpf tschon wridra", kommentierte sie ihren erneuten Fehlgriff mit einer Serviette am Mund. Der ganze Tisch fiel in lautes Gelächter.

A7
AUTOBAHNPOLIZEIDIENSTSTELLE GÖTTINGEN

Durch diesen Anschlag hatten sie etliche Stunden ihres Zeitplanes versäumt. Während die Spurensicherung den Tatort, die Einschläge der Schüsse im Fahrzeug und die Umgebung vor Ort untersuchte, waren die drei Journalisten mittlerweile in der Polizeidienststelle der Autobahnpolizei Göttingen und wurden vernommen. Natürlich macht man sich als Enthüllungsjournalist, wie es Michael Tintenklecks und sein Team welche waren, keine Freunde, und man erhielt auch ab und an Drohanrufe oder Drohbriefe. Aber mehr als ein paar zerstochene Reifen waren bislang noch nicht vorgefallen. Bis auf diese Woche, da war dies nun schon der zweite Anschlag auf das Journalistenteam. Nachdem er mit der Polizei und deren Befragung soweit durch war, rief Michael bei Gerrit Hermann an, um die Verspätung zu avisieren. Schließlich würde das heute nichts mehr werden mit einem Besuch. Bis das mit dem Autohaus wegen des beschädigten Autos geklärt war, und sie ein neues Fahrzeug angemietet hatten, das würde dauern.

Es klingelte drei Mal, bis sich dann der Anrufbeantworter meldete. Nach der Ansage sprach Michael auf das Gerät:

„Hallo Dr. Hermann, ich bin es, Michael Tintenklecks. Wir wollten uns heute Nachmittag treffen. Nun, ich bin momentan auf dem Weg zu Ihnen und ein wenig verhindert. Es gab leider einen kleinen Zwischenfall …". Dann stutzte Michael kurz, um dann fortzufahren: „Ah, Herr Dr. Hermann, Sie sind ja doch da …, ja, wir wurden aufgehalten. Das ist am Telefon wohl etwas schwierig zu erklären, wir sprechen darüber, wenn wir bei Ihnen sind. Das wird aber erst morgen etwas werden. Wir sitzen momentan noch hier in Göttingen fest … OK, vielen Dank für Ihr Verständnis. Wir freuen uns sehr, Sie kennenzulernen. Und wir bringen dann ein paar Brötchen mit, wenn Sie so früh schon für uns parat stehen … Ja, klar, das ist doch selbstverständlich … Ich wünsche Ihnen noch einen schönen Nachmittag und bis morgen früh … Auf Wiederhören!"

BERLIN, BER

Peter Müller-Rendsburg, der Sicherheitschef der Task-Force X430, gönnte sich endlich mal eine kleine Pause und aß genüsslich einen Schokoriegel zu seinem Kaffee. Er saß in seinem Büro im Verwaltungstrakt des BER. Vor ihm eine Bildschirmwand mit ungefähr 40 großen Bildschirmen, die verschiedene Bereiche des BER Lagers zeigten. Sowohl das Lager als auch die Labors und Büroräume waren mit Kameras bestückt. Und die wichtigsten wurden in sein Büro, das auch automatisch die Sicherheitszentrale des BER war, übertragen. Fünf Meter vor ihm saßen vier Männer und Frauen an riesigen Konsolen, mit denen sie die Überwachungskameras steuerten und die Einsätze der Sicherheitsleute koordinierten. Und dies nicht nur im BER, sondern auch in weiten Teilen Berlins. In einem weiteren Vorraum, der wie auch das Büro, bzw. die Sicherheitszentrale, eigentlich als Großraumbüro der Air Berlin bestimmt war, koordinierten Dutzende von Mitarbeitern und Mitarbeiterinnen die Geschehnisse in ganz Deutschland. Alles lief hier zusammen, und die wichtigsten Abläufe und Geschehnisse wurden zu dem großen, blonden Peter Müller-Rendsburg und zu seinem Chef, General Weidenfeller, vorgetragen.

„Entschuldigen Sie bitte, Herr Müller-Rendsburg, ich habe hier eine etwas ungewöhnliche Sicherheitsabfrage", die zierliche, brünette Sekretärin war sichtlich verängstigt, ihren Chef während seiner spärlichen Ruhezeit zu stören.

Der schaute nur etwas verärgert zu ihr hinüber, die sie an seinem Schreibtisch stand.

„Was ist denn los?", brummte er, und spülte den Mund mit heißem Kaffee aus.

„Der Computer ist darauf getrimmt, ungewöhnliche Abfragen zu melden. Wir haben hier eine Abfrage der Unfallstatistiken mit Todesfolge aus dem Labor von Dr. Manfred Sauer."

„Hm, hat er die Berechtigung für die Abfrage?"

„Ja, sicher! Er hat alle Berechtigungen dafür, nur ist es auffällig, dass die Abfrage überhaupt erfolgt. Es fällt ja nicht gerade in seinen Aufgabenbereich."

„Gut aufgepasst, Monika, vielen Dank für Ihre Aufmerksamkeit. Aber ich denke, da ist nichts Ungewöhnliches dran. Er checkt sicherlich, ob wir Ansteckungsfälle innerhalb des BER-Teams haben. Das gehört schon irgendwie zu seinem Aufgabengebiet. Danke sehr."

Als Monika Kräher wieder an ihren Arbeitsplatz verschwunden war, rief Peter die Daten auf, die sich Dr. Sauer hat ausdrucken lassen. Er studierte das Dokument kurz und rief dann die Nummer von General Weidenfeller an.

„Hallo Alexander, ich bin es, Peter. Hast Du kurz Zeit?"

Dann legte er wieder auf und ging hinüber in Alexander Weidenfellers Büro, das auf derselben Etage, nur etwa 30 Meter von ihm getrennt lag. Er wollte sich gerade bei dessen Sekretärin anmelden, die am Telefon hing, als die ihn ohne Worte durchwinkte.

Peter klopfte trotzdem kurz an die Tür, wartete auf das „Herein" und trat dann ein.

„Peter, was gibt es?", trällerte dieser von seinem Schreibtisch aus, der überquoll vor Papier.

„Ich kann Dir gar nicht sagen, wie ich Papierkram hasse! Ich dachte, wir sind hier im Krisengebiet und nicht im Bürosumpf", lächelte Alexander Weidenfeller seinen alten Freund und Weggefährten an. „Und wie ich sehe, bringst Du mir auch noch Papier!" lachte er und zeigte auf seine Hand, in der Peter die drei ausgedruckten Blätter hielt. „Stimmt!" lächelte dieser verlegen. „Aber ich denke, es ist wichtig."
„Zeig her! Was hast Du da?"
„Dr. Sauer hat sich heute die Sicherheitsstatistik bzw. die Unfallstatistik ausdrucken lassen. Eigentlich nichts Ungewöhnliches, aber er suchte sicherlich nach Fällen, bei denen sich BER-Mitarbeiter infizierten. Dies gilt als Unfall und sollte in der Statistik drin sein."
Weidenfeller schaute von dem Papier, das mittlerweile vor ihm lag, auf und sah Peter neugierig an.
„Ich glaube ich weiß, worauf Du hinaus willst. Wir haben keine Unfälle dieser Art in der Kartei."
„Genau! Das könnte ihn etwas stutzig machen."
„Schade, dass wir da nicht schon früher drauf gekommen sind, jetzt ist es natürlich ein wenig spät. Aber vielleicht können wir das noch retuschieren?" schaute Weidenfeller seinen Kumpanen fragend an.
„Natürlich!", zwinkerte der ihm zu. „Ich werde das entsprechend nachtragen."

„Sehr gut! Gut aufgepasst!", lobte Weidenfeller. „Gut aufgepasst!" wiederholte er noch einmal.

HAMBURG,
STADTMITTE

Auf dem Weg in das neue „Seuchenzentrum" Hamburgs fuhren Tintenklecks und seine Crew durch die Hamburger Innenstadt. Die Szenarien, die sich hier abspielten, waren beängstigend und verstörend. Soldaten und Polizei patrouillierten auffällig oft und immer wieder sahen Sie, dass einzelne Personen von Polizisten oder Soldaten in Mannschaftswagen geführt wurden. Viele Obdachlose waren darunter. Diejenigen, die sowieso schon die unterste Schicht in

Deutschland darstellten, wurden nun auch noch – scheinbar wahllos – aufgegriffen und zu den Ebola-Infizierten gesteckt.

Ralf fotografierte aus dem Wagen heraus und kommentierte die Szene, als wieder einmal ein Obdachloser aufgegriffen und in einen Bus gesteckt wurde, auf dem groß das internationale Biohazard-Zeichen prangte.

„Die schlagen gleich zwei Fliegen mit einer Klappe. Die Ärmsten werden einfach zu den Infizierten gesteckt. Sie werden sich schon bald anstecken, und dann ist dieses Problem schon mal gelöst."

Die anderen beiden stimmten ihm zu. Dies waren Zustände wie vor 70 Jahren, als Menschen, die nicht in die Gesellschaft zu passen schienen, weggesperrt und getötet wurden.

Kurze Zeit später steckten sie im Verkehr fest. Direkt neben ihnen befand sich eine große Schule und es war wohl gerade Pause. Der Schulhof war voll mit Kindern und angehenden Jugendlichen, die herumtollten und johlten. Auf dem Schulhof stand in der Mitte ein großer Lastwagen, um den herum viele der Kinder standen und sich drängten. Die Ladefläche war offen und zwei Leute standen dort und verteilten Schokoladenmilch und andere Milchprodukte an die Kinder. Auf dem Lastwagen war groß Werbung des Unternehmens aufgebracht.

„Das Beste der Milch aus dem Hause Durona – Westing-Gruppe"

stand dort und der Schriftzug war mit Bildern von Kühen auf einer Wiese, Blumen und Schmetterlingen umrahmt.

„Sieh an", freute sich Wesley bei dem Anblick, „na wenigstens tut man den Kindern hier etwas Gutes. Das macht mich wieder ein wenig glücklicher."

Dann konnten sie wieder weiter fahren.

HAMBURG,
SEUCHENZENTRUM

Das Telefon klingelte und anstatt den Anrufbeantworter ran gehen zu lassen, ging Gerrit selbst an den Apparat, da er gerade danebensaß.

„Pathologie, Sie sprechen mit Dr. Gerrit Hermann …"

Dann hörte Gerrit eine Weile angespannt zu. Zu Anfang spielte er noch nebenbei mit seinem Bleistift, den er zwischen den Fingern rotieren ließ, dann aber hörte er schlagartig auf damit.

„Hören Sie! Was fällt Ihnen ein?", empörte er sich und wurde langsam lauter.

„Lassen Sie mich in Ruhe!", schrie er in den Hörer und legte schlagartig auf.

Gegenüber saß Michael Niederer und zog die Augenbrauen hoch.

„Was ist denn los?", fragte der interessiert und ein wenig verwundert.

„Ein Drohanruf!", fauchte Gerrit ihm kurz und knapp entgegen.

„Schon wieder ein Drohanruf!" ergänzte er.

„Dieser Perversling hat mir schon wieder gedroht, wenn wir unsere Arbeiten an der Sache nicht aufgeben, uns und unseren Familien etwas anzutun."

„Mir reicht es jetzt! Ich werde die Polizei informieren."

„Aber Gerrit, was meinst Du was die tun können? Das ist ein Spinner!"

„Und warum weiß dieser Spinner immer, was wir tun?"

Gerrit wollte sich gerade wieder in Rage reden, als das Telefon klingelte.

Genervt ging er ran: „Ja!", brüllte er in den Hörer.

„OH ja, schicken Sie ihn rüber, ich erwarte ihn dann am Eingang. Danke Ihnen", flüsterte er sogleich sanft in den Hörer.

„Was war denn das nun wieder?", grunzte Niederer.

„Der Empfang, unser Besuch ist da. Die Journalisten."

„OH, das ist ja klasse!"

Zehn Minuten später kam Gerrit mit drei Männern in ihr Büro.

„Michael Niederer", stellte er seinen Kollegen vor, „dies sind die Herren Michael Tintenklecks, Wesley Horaeb und Ralf Meinhardt vom Zonenspiegel."

Niederer ging reihum und schüttelte den Drei die Hand, dann bot er ihnen einen Platz an.

„Horaeb ist ein ungewöhnlicher Name. Woher stammt der denn, wenn ich so unhöflich fragen darf?"

„Das ist keineswegs unhöflich, ich als Journalist verstehe das natürlich", zwinkerte ihm der blonde Hüne zu. „Das ist Finnisch. Meine Vorfahren kamen aus Finnland und der Name hat sich weiterhin durch die Generationen durchgesetzt."

„Ach so, das ist ja interessant. Finnen! Sind Sie noch des Öfteren in Finnland?", wollte Niederer wissen.

„Ja, ab und an verbringen wir ein paar Wochen Urlaub dort, meine Familie und ich."

„Das ist ja sehr schön, ich bin auch immer wieder mal dort. Ein wunderbares Land", schwärmte Niederer. Dabei tippte er etwas nebenbei in seinen PC ein, klickte ein paar Felder durch und drehte seinem Kollegen Gerrit den Bildschirm hin. Da die drei Journalisten am anderen Ende des Tisches saßen, konnten sie nicht sehen, was der Pathologe seinem Kollegen da zeigte. Es war die Redaktionshomepage des „Zonenspiegels" und da die Redaktion von Michael Tintenklecks. Die dort abgebildeten Michael Tintenklecks, Ralf Meinhardt und vor allem aber Wesley Horaeb sahen komischerweise ganz anders aus, als die Drei, die vor ihnen saßen.

„Und ich dachte, Wesley Horaeb wäre Afrikaner. Sie sind ein wenig hellhäutig für einen Afrikaner, der auf der Redaktionsseite des „Zonenspiegels" noch dunkelhäutig ist", forderte Michael sein Gegenüber mit einem Funkeln in den Augen heraus.

Der reagierte erst einmal ganz cool, sah hinüber zu seinen zwei Kollegen am Tisch und dann ging alles blitzschnell. Der vermeintliche Wesley Horaeb schnappte sich den vor ihm stehenden Tacker und warf ihn mit voller Wucht an Michael Niederer´s Schläfe. Der fiel sofort von seinem Bürodrehstuhl und hielt sich ächzend eine klaffende Platzwunde.

Noch bevor Gerrit irgendwie reagieren konnte, sprangen die anderen beiden vermeintlichen Journalisten über den Tisch und warfen ihn mitsamt Stuhl zu Boden. Nur durch die Tatsache, dass sich einer der beiden Angreifer an diesem Stuhl verletzte, der ihm unsanft in die Weichteile stieß, konnte sich Gerrit schnell zur Seite rollen, bevor der zweite Angreifer eine Schere, die er wohl auch vom Schreibtisch aufgenommen hatte, in den Boden der Pathologie rammte. Genau dort, wo eben noch Gerrits Kopf am Boden lag, rammte die Schere den harten Betonboden und zersplitterte aufgrund der Wucht des Aufpralls. Gerrit rappelte sich auf und sprang in Richtung Ausgang, doch der wurde ihm von dem blonden Hünen verwehrt, der sich provozierend vor ihn stellte und den Weg blockierte.

Michael lag noch ein wenig benommen am Boden, realisierte aber, dass er schnell wieder reagieren und auf die Beine kommen musste. Die Drei beachteten Michael gar nicht, als er sich langsam aufrichtete. Stattdessen kümmerten sie sich um Gerrit, der nun in einer Ecke des Labors stand und sich wie ein in die Enge getriebenes Tier verzweifelt wehrte und mit allem um sich warf, dessen er habhaft werden konnte. Da flogen Tabletts, Petrischalen, Ordner und Medikamentenflaschen in Richtung der drei Angreifer, die sich jedoch langsam vorarbeiteten und nur ab und zu direkt von einem seiner Geschosse getroffen wurden. Als sie kurz davor waren, sich Gerrit zu schnappen, schrie der vermeintliche Michael Tintenklecks laut auf.

„Aaaaaaaah!" Er schaute über seine Schulter in Richtung des Schmerzes, der ihn erfüllte. Dort, unter dem Schulterblatt steckte ein Skalpell etwa 10 cm tief in seiner Schulter.

Niederer, der ihm den Treffer verpasst hatte, indem er ihm das Skalpell in die Schulter rammte, stocherte nun wild mit einem zweiten Skalpell umher, als die beiden anderen sich zu ihm umdrehten und er deswegen keinen weiteren Angriff hinterrücks ausüben konnte.

Mit einem dumpfen „Klong" verabschiedete sich dann der sehr bleiche Wesley Horaeb ins Land der Träume, als Gerrit ihm, ebenfalls nun von hinten agierend, einen Feuerlöscher auf den Schädel schlug. Dem dritten Angreifer schoss er nun die geballte Ladung des Inhalts des Feuerlöschers ins Gesicht. Da es ein Pulverlöscher war, husteten in Sekundenbruchteilen sowohl der falsche Ralf als auch der ebenso falsche Michael Tintenklecks und krümmten sich, um dem Löschpulver zu entgehen.

Diese Zeit nutzten Gerrit und Michael Niederer, um sich aus dem Staub zu machen. Sie rannten den Gang hinunter, der aus dem Keller der Pathologie heraus in die oberen Stockwerke führte. Michael hielt sich mit einer Hand die blutende Platzwunde und Gerrit humpelte ein wenig. Er musste sich bei dem Sturz vom Stuhl irgendwie verletzt haben. Das fiel ihm aber erst jetzt auf. Die ganze Zeit über war er sichtlich zu abgelenkt, um über eine mögliche Verletzung nachzudenken.

Sie waren nicht weiter als 20 Meter in dem insgesamt 30 Meter langen Gang gelaufen, als sie hinter sich das Aufschlagen der beiden Doppeltüren der Pathologie hörten. Ein kurzer Blick über die Schulter bestätigte Gerrit, dass sie verfolgt wurden.

„Sie kommen!", hechelte er, und versuchte seinen Lauf zu beschleunigen. Kurz vor der nächsten Biegung, die zu den Treppen führte, hörte er ein metallisches Klicken. „Scheiße!", rief Michael von hinten und schon hörten sie einen ohrenbetäubenden Knall, der durch den Gang hallte und direkt vor ihnen splitterte ein großes Stück der Wand heraus und die kleinen Betonsplitter schlugen wie kleine Nadeln auf ihren Gesichtern und Körpern ein.

„Verflucht!", stöhnte Gerrit, der sofort spürte, dass er aus einem halben Dutzend winziger Schnitte im Gesicht blutete. Dann ein erneuter Knall, den sie aber erst hörten, als sie schon um die Ecke und die ersten Stufen hoch gehechtet waren. Wieder splitterte unten die Wand. Doch dieses Mal war keiner von ihnen in der Gefahrenzone, um sich zu verletzen.

Nun ging es drei Stockwerke nach oben und Gerrit war überrascht, wie schnell sie beide die Stufen erklimmen konnten. Das Adrenalin und die Todesangst beflügelten ungemein. Doch sie hörten ihre Verfolger im Treppenhaus unter sich. Sie waren nicht weit entfernt und kamen immer näher.

Oben angekommen bogen sie rechts ab in einen Büroflur. Doch Michael nutzte die Chance und warf einen dort oben stehenden Müllbehälter mitsamt Inhalt die Treppe hinunter. Die Aufschreie seiner Verfolger bewiesen, dass er getroffen hatte, und sie nun wieder eine Sekunde oder mehr gewonnen hatten. Dann drückte er mit seinen blutverschmierten Händen die Doppelflügeltüre auf, so dass sie automatisch vollends aufschwang, und rannte dann nach rechts, seinem Freund hinterher.

Als die drei Verfolger nun oben angekommen waren, sahen sie noch, wie die blutverschmierte Glastüre von den Elektromotoren wieder geschlossen wurde, und sprangen hinterher, um den beiden Pathologen keinen größeren Vorsprung zu gewähren. Die aber waren in eine ganz andere Richtung unterwegs.

Durch einige Büros hechteten sie und schlugen Haken, die manchen Hasen imponiert hätten. Dann nahmen sie eine Glastüre nach außen ins Freie und standen auf dem Campus. Die Sonnenstrahlen blendeten sie ein wenig. Es war zwar noch relativ früh, doch die Sonne stand schon am wolkenlosen Himmel. Die beiden schauten kurz rechts, dann links.

„Wir müssen hier lang", wies Gerrit seinen Freund an, und lief nach rechts, um das Gebäude herum. Dann sahen sie schon den Ausgang aus der Universitätsklinik, die jetzt ja die Seuchenzentrale war. Dort standen einige schwarz gekleidete Sicherheitsbeamte, die sicherstellen sollten, dass niemand Unbefugter in die Seuchenzentrale eindringen konnte.

Plötzlich hörten sie einen weiteren Schuss! Rechts neben Gerrit schlug die Patrone zur gleichen Zeit in den Boden des Fahrbahnbelages ein, auf dem sie rannten.

„Mist, die haben uns schon gefunden!", kommentierte Michael den Schuss.

Nun hatten sie die Aufmerksamkeit der Sicherheitsbeamten, die sich allesamt umdrehten und nun fünf Männer – zwei in Laborkleidung und blutverschmiert, drei etwa 30 Meter dahinter und bewaffnet und auf die beiden vorderen feuernd – auf sich zukommen. Sofort zogen sie ihre Waffen und riefen: „Halt, Stehenbleiben!"

Gerrit und Michael rannten weiter und japsten: „Nehmt die Drei fest, die haben uns überfallen!"

Die Wachmänner sahen sich verdutzt an, doch dann hörte man einen erneuten Schuss, und einer der Wachmänner sackte in einem Aufschrei zusammen und hielt sich den linken Oberarm. Sofort waren die anderen wieder angespannt und wiederholten ihre Rufe. Doch keiner der Fünf hörte auf sie.

Gerrit und Michael waren nun fast schon am Eingangstor. Ihre Beine brannten vor Schmerzen. Beide waren die Rennerei nicht gewohnt und schon gar nicht in diesem Tempo. Die Wachmänner erkannten, dass es sich um die beiden Pathologen handelte und dass von denen sicher keine Gefahr ausging. Sie riefen die Verfolger noch einmal an, dann eröffneten sie selbst das Feuer und versuchten, diese mit Schüssen in die Beinregion zu stoppen. Gerrit und Michael warfen sich mit einem letzten Satz an den Wachmännern vorbei und hinter das Wachhäuschen. Ein schwarzer Porsche Cayenne rollte langsam auf das Tor zu. Die Insassen verfolgten die Szenerie genauestens.

„Sag mal, was geht denn da vorne ab? Ist das eine Schießerei?" Kaum hörte Ralf das Wort „Schießerei", zückte er die immer bereite Kamera und schoss drauf los.

„Ja, schau, das ist Dr. Hermann – ich kenne sein Gesicht von der Website des Klinikums", kommentierte Michael Tintenklecks die Szenerie und zeigte auf die beiden Männer, die nun hinter dem massiven Pförtnerhäuschen in Deckung gingen.

Tintenklecks steuerte den Geländewagen direkt vor die beiden, die sie erschrocken anschauten.

Dann öffnete Wesley die hintere Tür und rief ihnen zu: „Kommt schnell rein!"

Gerrit schaute Michael Niederer fragend an, der nickte nur und sagte kurz, „DAS ist der richtige Wesley Horaeb!" Dann sprangen beide auf die Rücksitze des Porsche und Michael Tintenklecks fuhr mit quietschenden Reifen los. Im Rückspiegel sah er weiterhin die schießwütigen Angreifer der Pathologen, wie sie die ungeübten Wachmänner nach und nach außer Gefecht schossen.

„Sie kamen genau zur richtigen Zeit!", stöhnte Niederer und stellte dann sich und Gerrit vor. „Michael Niederer und Gerrit Hermann, Pathologen der Uniklinik Hamburg."

„Hocherfreut, Michael Tintenklecks, Ralf Meinhardt…"

„… und Wesley Horaeb", ergänzte Wesley mit einem breiten Grinsen, das seine überaus weißen Zähne im Dunkel des verdunkelten Hecks des Geländewagens aufblitzen ließ.

„Gott sei Dank die Richtigen!", stöhnte Gerrit.

„Wie, die Richtigen?"

„Das ist eine lange Geschichte."

„Wir haben Zeit!" lachte Michael Tintenklecks, und ergänzte, „die Geschichte scheint jedenfalls interessant zu sein!"

Dann lächelte er in den Rückspiegel.

BERLIN, BER

Kathy starrte verdutzt auf den Ausdruck, den sie in den Händen hielt.

Immer wieder brummelte sie ein „Mmmmmmh" vor sich hin.

„Was ist denn los, was brummelst Du denn so?", fragte ihr Kollege Björn.

„Ach, ich schau mir gerade die Unfallstatistik des Hauses an. Bisher ist nur ein Mann gestorben, und das durch Genickbruch, weil er eine Leiter runter gefallen ist."

„Sei doch froh, schlimm genug, dass überhaupt jemand gestorben ist."

„Schon, aber ich dachte, ich finde hier ein paar Ansteckungsfälle von Ebola. Aber es scheint sich niemand von den Mitarbeitern im BER irgendwie angesteckt zu haben."

„Meinst Du, das erscheint in der Unfallstatistik?"

„Ja klar! Das wäre doch ein Betriebsunfall." Sie lächelte ihn an und zwinkerte Björn zu.

„Na dann können wir ja auf Holz Klopfen, dass noch nichts passiert ist", sprach er, und klopfte drei Mal an die Schranktüre.

„Ja, sicher! Welch ein Glück!" murmelte Kathy vor sich hin, und wiederholte etwas leiser: „Welch ein Glück!"

HAMBURG,
STADTTEIL BILLSTEDT

Nachdem sie eine Zeit lang ziellos umhergefahren waren, suchten sie sich eine abgelegene Stelle, die in dem quirligen Hamburg eher selten zu finden ist. Nun waren Sie im Stadtteil Billstedt angekommen. Dort, in der Öjendorf-Siedlung, fanden sie mit dem Öjendorf-Park eine große, unbebaute Fläche, die mit ihren Bäumen und Sträuchern jedoch genügend Schutz bot um sich, mitsamt ihrem Fahrzeug, zu verstecken. Nun standen sie in einer geschützten Position, die aber noch genügend Möglichkeiten zur Flucht bot. In dem geöffneten Kofferraum saß Michael Niederer und ließ sich von Ralf die Platzwunde an der Schläfe versorgen. Die anderen standen um sie herum und sprachen über die Vorfälle, die beide Gruppen erlebt hatten.

„Angefangen hat das Ganze mit Drohungen, die per Telefon ankamen. Und nun kamen diese drei Typen und gaben sich für Euch aus", erklärte Gerrit.

„Ganz schön dumm, anstatt eines Farbigen, einen großen Blonden zu schicken, oder nicht?", rollte Wesley mit den Augen. „Also das ist mir noch nicht passiert, dass sich ein blonder Hüne für mich ausgegeben hat." Dann lachte er laut und die anderen fielen in sein Lachen ein.

„Aber jetzt einmal ohne Witz, die wussten genau, dass wir kommen und wann wir kommen wollen. Wie kann das sein?", wollte Ralf wissen, der immer noch an Niederer´s Wunde tüftelte.

„Die müssen entweder unsere oder Eure Telefonate abgehört haben", stellte Michael Tintenklecks fest.

„Aber wer hat die Möglichkeit, das zu tun? Das müsste ja dann eine staatliche Behörde sein!", fragte Gerrit.

„Nein, das können mittlerweile alle möglichen Kriminellen, das muss nicht zwangsläufig vom Staat her kommen."

„Die Frage, die wir uns stellen müssen, ist eher: Wem treten wir momentan dermaßen auf die Füße, dass die uns alle umbringen wollen? Denn das waren keine Einschüchterungsversuche mehr, das waren knallharte Killer, die uns da aufs Korn nehmen wollten."

Michael Niederer hatte recht. Wer waren die Hintermänner derjenigen, die sie alle verfolgten? Die auf sie schossen?

„Was habt Ihr herausgefunden, was denen so aufstoßen kann?", wendete sich Tintenklecks an Gerrit.

„Nun ja, wir haben herausgefunden, dass dieses Ebola-Virus nicht das herkömmliche Virus ist, sondern dass es künstlich verändert wurde. Das Grundvirus ist noch da, aber die Variable der Ansteckungsmöglichkeiten wurde verändert, und das erheblich. Die Übertragung erfolgt nunmehr nicht nur durch die Übertragung von Körperflüssigkeiten, sondern auch durch die Luft. Und es ist weitaus gefährlicher als das normale Ebola-Virus, und das wäre schon gefährlich genug. Wir haben verschiedene Fälle untersucht, bei denen von der möglichen Infektion bis zum Tode nur ein paar Stunden bestanden haben könnten."

„Könnten?", fragte Tintenklecks nach.

„Ja, wir wissen es nicht genau, wann die Infizierung geschah. Aber wir haben begründete Annahmen über den Zeitpunkt der Infektion … wenn er denn durch die Luft wirklich erfolgte."

„Was heißt denn das nun schon wieder? Du hast doch eben erst gesagt, dass eine Infektion durch die Luft erfolgte." Tintenklecks raufte sich die Haare.

„Na ja", begann Gerrit wieder seinen Vortrag, „so richtig sicher sind wir uns noch nicht bei der Möglichkeit der Übertragung. Es könnte auch durch die Aufnahme von Lebensmitteln geschehen sein, die mit dem Virus infiziert waren."

„Ist das Dein Ernst?", fragte Wesley.

„Ja, das wäre eine weitere Option. Denn wir haben herausgefunden, dass alle Todesfälle, die wir in unsere Pathologie bekamen, in etwa die gleichen Mageninhalte aufwiesen. Doch es kann auch reine Spinnerei von uns sein."

„Spinn mal weiter!", forderte Tintenklecks Gerrit auf.

„Na gut. Wir haben festgestellt, dass alle Toten, die sehr schnell von der Seuche dahingerafft wurden, Mehlspeisen und Pudding gegessen hatten. Wir konnten leider nicht feststellen, was nun wirklich der Grund für die Infektion war, da auch andere Lebensmittel mit in den Mageninhalten waren. Aber bei allen fiel auf, dass sie sowohl Pudding, als auch Mehlspeisen gegessen hatten. Sprich Spätzle oder etwas in der Art. Ganz genau konnte man das nicht mehr rekonstruieren." Gerrit lächelte.

„Oh Mann, was für ein geiles Thema …" Ralf wedelte sich mit der flachen Hand etwas Luft zu, um zu signalisieren, dass dieses Gesprächsthema ihm nicht gerade gefiel.

„Wenn das Virus mit einem oder mehreren Nahrungsmitteln in Verbindung gebracht werden kann, dann wäre das genau so dramatisch wie eine Übertragung über die Luft", stellte Wesley fest.

„Und das ist sogar das Wahrscheinlichere, als die Übertragung durch die Luft", kommentierte wiederum Michael Niederer, der nun endlich fertig verarztet war, aber immer noch auf der Pritsche des Kofferraums saß.

„Warum wahrscheinlicher?", wollte Ralf wissen.

„Na ja, wenn das Virus wirklich durch die Luft übertragbar wäre, dann wären viel mehr Menschen davon befallen."

„Wir haben jetzt doch schon an die 100.000 Fälle so weit ich weiß", ließ Wesley seine Zweifel klar.

„Das stimmt, aber da das Virus derart aggressiv ist, und die Menschen in kürzester Zeit sterben, da wären bei einer Übertragung durch die Luft schon Millionen Menschen betroffen. Gerade weil sich das Virus im Endstadium wahrlich „explosionsartig" Luft verschafft."

„Was heißt „explosionsartig Luft verschafft?", wollte Wesley nun wissen.

„Nun ja, die Infizierten hatten dicke Blasen, die mit Blut und einer gallertartigen, grünlich-gelben Flüssigkeit gefüllt waren. Diese sind kurz vor dem Exitus geplatzt. Bei einer Übertragung durch die Luft oder durch die Flüssigkeit per se wären alle Personen rundherum und diejenigen, die in die Räume eintraten, sofort infiziert worden. Sie wurden aber nicht infiziert", erklärte Gerrit.

„Wo habt Ihr das das erste Mal festgestellt?"

„Bei einem Fall in Bremen. Dort wurde ein Infizierter tot in einem Luxushotel aufgefunden. Das Zimmermädchen, und auch die Polizeibeamten und der Sicherheitsbeauftragte des Hotels, sie alle sind heute noch putzmunter. Obwohl sie direkt mit der Flüssigkeit und ebenso den Ausdünstungen in Berührung kamen. Und das war nur der erste Fall, wir haben einige dieser Fälle in unserem Keller liegen."

„Witzigerweise war der erste Tote, der uns diesbezüglich aufgefallen ist, ein Manager eines riesigen Lebensmittelkonzerns. Aber das hat sicher nichts zu heißen", ergänzte Niederer.
„Ach ja? Wer war das denn und zu welchem Konzern gehörte er?" wollte Michael Tintenklecks nun interessiert wissen.

„Oje, den Namen habe ich nicht mehr im Kopf, da müssten wir in unseren Unterlagen nachschauen, aber er gehörte zum Westing-Konzern aus der Schweiz", erklärte Niederer. „Die haben ihren Sitz in Vevey", ergänzte Ralf.
„Vielleicht sollten wir da mal hinfahren und uns dort umsehen?", fragte Michael Tintenklecks in die Runde. Doch seine Entscheidung stand eigentlich schon fest.

FRANKFURT / MAIN

In den Redaktionsräumen von Michael Tintenklecks saß Stefanie Faulner brav an ihrem Arbeitsplatz und recherchierte über den Westing-Konzern in der Schweiz. Nach dem Anruf ihres Chefs hatte sie alles liegen lassen, und sich ausschließlich diesem Thema gewidmet. Der Artikel für die aktuelle Ausgabe des „Zonenspiegels" war schon lange vom Chefredakteur abgesegnet und bei den Layoutern. Sie hatte also genügend Zeit, sich der neuen Aufgabe zu widmen. Obwohl sie nicht wusste, was sie denn überhaupt suchen sollte. Die Anweisung von Michael Tintenklecks war, dass sie „alles über den Westing-Konzern herausfinden sollte, was möglich wäre", und da gab es so einiges.

Dann klingelte das Telefon und Stefanie meldete sich, freundlich wie immer. Doch dann wurden ihre Augen immer größer und eine Denkfalte bildete sich auf ihrer Stirn.

In diesem Moment kam einer ihrer Kollegen von einer anderen Redaktion herein und wartete geduldig, bis sie aufgelegt hatte. „Ärger?", kommentierte er alsdann ihren hochroten Kopf und die große Falte auf ihrer Stirn, nachdem sie den Hörer ohne etwas zu sagen mit einem lauten Knall aufgelegt hatte.

Stefanie sah ihn an: „Ärger? Da ruft mich so ein Dummie an und bedroht mich, ich solle meinem Chef sagen, dass er sich aus ihren Angelegenheiten heraus zu halten habe. Das könne schnell tödlich enden. Auch für mich!"
„Mein lieber Scholli! Wem tretet Ihr denn da wieder auf die Füße?"
„Ich habe keine Ahnung. Es geht wohl um Ebola und den Westing-Konzern. Wobei ich nicht weiß, was Westing mit der Sache zu tun haben soll."
„Westing? Das ist doch der riesige Lebensmittelkonzern aus der Schweiz."

„Ja, genau der! Keine Ahnung, warum, ich muss, alles über die herausfinden und Michael schicken. Die sind wohl unterwegs in die Schweiz."

„Und da kriegst Du Drohanrufe? Mann, bin ich froh, dass ich nur in der Rätselredaktion bin", lachte Stefan Hartmann.
„Ich wollte eigentlich nur fragen, ob wir heute Abend auf die After-Work-Party im INN gehen?" Stefan lächelte Stefanie mit einem herzschmelzenden Lächeln an.
„Stefan … Du weißt doch …", quengelte die.
„Oh Menno, Du willst doch von dem nichts mehr wissen!"
„Ja, aber das ist … das ist nicht so einfach."
„Überleg es Dir noch mal, ich würde mich sehr freuen. Nur unter Kollegen."
„OK, ich überleg´s mir. Jetzt muss ich aber Michael anrufen und ihm die „frohe Botschaft" des Drohanrufs übermitteln. Machs gut, bis später!", rief sie Stefan zu.
„Ooooh, bis später, das hört sich vielversprechend an", gab er ihr beim Rausgehen mit einem Blinzeln zu verstehen.

GRENZÜBERGANG BASEL

Nach mehr als acht Stunden Fahrt waren Michael Tintenklecks und seine Crew nun endlich an der Schweizer Grenze angelangt. Doch schon einige Kilometer vor der Grenze war die Autobahn dicht.

„OH Mann, auch noch Stau!", stöhnte Wesley und rieb sich mit den flachen Händen über das müde Gesicht.
„Sollen wir tauschen?", rief Michael Niederer vom Rücksitz her. Ich bin fit und kann Dich gerne ablösen.
„Das ist eine gute Idee", lächelte Wesley, der wirklich müde war. Da sie sowieso standen, vollzogen sie den Wechsel gleich hier auf der Autobahn. Rings herum waren alle Autos vollgestopft mit Personen und Gepäck.

„Wollen die alle in die Schweiz?", fragte Gerrit, während er das Szenario betrachtete.
„Ich denke, das sind Flüchtlinge. Die haben Angst vor der Seuche", folgerte Ralf, der wie immer mit seiner Kamera alles festhielt.
„Aber die macht sicher keinen Halt vor einer Grenze", bemerkte Michael Tintenklecks.
Nach einer weiteren Stunde Wartezeit und sehr mühseligem Vorantasten weit unter Schritttempo, waren sie nun endlich an der Grenze angelangt. Das Bild, das sich ihnen hier bot, war geradezu verstörend. Die Grenze war äußerst schwer bewacht. Sogar Militär wurde eingesetzt, um jeden daran zu hindern, in die Schweiz einzureisen, der nicht einreisen sollte. Wer einreisen durfte, das entschieden wohl Dutzende von Menschen, die in gelben Biohazard-Anzügen steckten. Die Insassen aller Fahrzeuge mussten aussteigen, sich einer optischen Kontrolle unterziehen und dann eine Speichelprobe abgeben, die vor Ort einem Schnelltest unterzogen wurde.

„Mir ist gar nicht bekannt, dass es einen Schnelltest für Ebola gibt", bemerkte Gerrit, und sprach dies auch offen bei demjenigen an, der diesen an ihm vornahm. Doch eine Antwort bekam er nicht.

Immer wieder bemerkten sie, dass Reisende von anderen getrennt wurden, nachdem die Schnelltests vorgenommen worden waren. Dies brachte viel Aufregung, denn hier wurden oftmals ganze Familien getrennt. Diejenigen, die aussortiert wurden, kamen in einen großen, mit Zäunen umfassten Bereich und wurden darin eingeschlossen. Die Proteste derjenigen, die weggesperrt wurden, aber auch der anderen, die diese Personen begleiteten, waren immens. Es gab andauernd irgendwelche Rangeleien und Aufruhr. Doch der wurde von den Militärs kurzum zerschlagen. Oft mit eiserner Hand und Brutalität.

Ralf hielt die ganze Szenerie und viele Details mit seiner Kamera fest. Doch das wurde schnell bemerkt und zwei Soldaten kamen auf ihn zu. „Hören Sie auf zu fotografieren!", befahlen sie ihm.

Ralf zückte seinen Presseausweis und bemerkte, dass er das Recht hatte, zu fotografieren. Doch das machte die Soldaten nur noch entschlossener, ihm die Kamera wegzunehmen. Michael Tintenklecks und Wesley Horaeb mussten sich schnell einmischen und die Situation entschärfen. Michael versprach, dass Ralf keine Fotos mehr machen würde, und deutete diesem auch an, die Kamera wegzulegen. Doch Ralf hatte schon viele gute Fotos im Kasten und legte die Kamera nun gerne weg. Hauptsache ihm würde niemand diese oder die Speicherkarte abnehmen. Geistesgegenwärtig tauschte er Letztere in einem geübten Handgriff aus, bevor er die Kamera in die Kameratasche zurücklegte. Und seine Vorahnung wurde bestätigt. Denn Sekunden danach kam doch noch einer der Soldaten und wollte die Kamera sehen.

Michael, der mit dabei stand, sagte noch: „Nun gib ihm die Kamera, Ralf. Mach keine Schwierigkeiten."

Ralf tat so, als wenn es ihm nicht leicht fallen würde, die Kamera aus der Hand zu geben. Der Soldat tat genau das, was Ralf vermutet hatte. Er nahm die Speicherkarte aus dem Gerät, gab den Fotoapparat zurück und steckte die leere Speicherkarte mit einem breiten Grinsen in eine seiner Taschen.

Gerrit und Michael Niederer regten sich über diese Art der Behandlung auf.

„Jungs, bleibt ruhig", versuchte Wesley die beiden im Zaum zu halten, „wir haben alles im Kasten."

„Wie? Der hat doch die Speicherkarte mitgenommen?"

Wesley legte den Zeigefinger auf seine Lippen, zwinkerte und sagte nur: „Sie haben eine Speicherkarte, das stimmt."

Währenddessen gab es erneuten Aufruhr. Zwei junge Männer, die wohl gerade die Nachricht erhalten hatten, dass sie nicht in die Schweiz einreisen durften und in das „Gehege" mussten, wehrten sich, schlagen und traten um sich. Schließlich konnten sie sich von den beiden Soldaten los reißen und rannten in Richtung der Grenze, um diese zu Fuß zu überqueren.
Eine mächtige Schreierei ging los. Soldaten und Polizisten riefen laut „Halt! Stehen bleiben!" Doch die beiden rannten, was ihre Beine hergaben. Dann ertönten zwei laute Schüsse und beide fielen getroffen zu Boden. Die Gruppe um Michael Tintenklecks zuckte zusammen. Nur einer hatte das Ganze schon länger beobachtet und war gefasst. Es war Ralf, der mit einer kleineren Kamera, die nicht so auffiel wie seine große Nikon, die ganze Szenerie von Anfang an, bis zu den tödlichen Schüssen, festgehalten hatte.

„Was geschieht denn mit den Leuten, die in dem Käfig sitzen?", wollte Michael Tintenklecks von einer jungen Frau in einem Biohazard-Anzug wissen.
„Die kommen nach Durlach ins Lager."
„Die haben dort ein Lager?"
„Ja, da werden die Infizierten gesammelt, bevor sie nach Berlin ins BER kommen. Wenn sie es überhaupt so weit schaffen."
Diese Antwort war mehr als ehrlich und beängstigend.
„Aber ist der Schnelltest denn überhaupt 100%ig sicher?" hakte Michael nach.
„Nein, ist er nicht. Er ist nur zu 60% korrekt."
„Ja, aber was ist mit den 40%, die nicht infiziert sind, und auch mit den Infizierten weggesperrt werden?"
„Die werden sich bald anstecken, und dann sind sie ja schon mal weggesperrt und können nichts mehr anrichten."
Nun war selbst Michael sprachlos und blieb wie angewurzelt stehen.
Das war weit mehr als nur Vorbeugung!
Da sie die Genehmigung hatten, weiter zu fahren, beeilten sie sich nun, in ihren Wagen zu kommen und die Grenze hinter sich zu lassen.

Der Schock über die Situation und das, was sie hier erlebt hatten, saß allerdings fest.

Doch die Journalisten unter ihnen konnten das Ganze viel besser und schneller verarbeiten, als die beiden Pathologen.

Während Michael Niederer nun das Fahrzeug steuerte, tippte Wesley schon einen kurzen Bericht über das Erlebte in seinen Laptop und Ralf spielte seine Bilder auf seinen Minicomputer. Die Routine, mit der sie dies taten, wo doch soeben zwei Menschen gestorben waren und etliche Menschenrechtsverletzungen eingegangen wurden, war für jeden Nicht-Journalisten erschreckend. Für die drei Medienmenschen war es nur Alltag.

BERLIN, BER

Kathy war schon ein wenig aufgeregt, als sie bei Alexander Weidenfeller vor dem Schreibtisch auf einem der Besuchersessel saß. Sie hatte ihm gerade ihre Bedenken geschildert, und dass sie herausgefunden hat, dass in der Unfallstatistik kein Fall von Ebola vorhanden ist. Diese Ungereimtheiten wollte sie nun direkt bei ihm, dem Chef der Sicherheit, klarstellen.

„Meine liebe Frau Dr. Bachmann, ich bin sehr froh, dass Sie mit diesem Problem zu mir kommen. Leider Gottes gibt es nicht so viele Mitarbeiter wie Sie, die auch unabhängig von ihren direkten Zuständigkeiten mitdenken. Ich weiß auch, woran es liegt, dass Sie diese Bedenken haben."

Weidenfeller stand auf und ging zu einem Aktenschrank, der an der Fensterseite stand, schob eine der Türen auf, und nahm eine Flasche heraus. „Einen Sherry?", fragte er Kathy und hob ihr wie zum Beweis die Flasche entgegen.

„Oh nein, danke sehr, aber ich muss später wieder ins Labor, ich kann nichts trinken", lächelte die verlegen.

„Schade, das ist wirklich ein guter Sherry", stellte Weidenfeller fest und schenkte sich einen großen Schluck in eines der kleinen, leicht bauchigen Gläser ein, von denen er eines aus dem Schrank genommen hatte.

Dann verstaute er die Flasche wieder in dem Schrank und ging zurück zu seinem Schreibtisch.

„Wissen Sie, eigentlich ist die Sache ganz einfach. Wir haben leider Gottes mehr als genug Infizierungsfälle. Bisher wurden nach den neuesten Zahlen 25 Mitarbeiterinnen und Mitarbeiter unserer Abteilung infiziert, und alle starben. Gott sei Dank wurde in den letzten sechs Tagen kein neuer Fall bekannt. Aber wir haben diese Verluste, sie sind nur nicht in der Statistik erwähnt, die Sie abgerufen haben, liebe Frau Dr. Bachmann."

„Ach so? Ich habe eigentlich viele verschiedene Möglichkeiten durchexerziert und habe nirgendwo diese Statistik gefunden."
„Das dachte ich mir schon, ich werde Ihnen eine der Statistiken mitgeben. Sie können Sie eingehend studieren. Allerdings sind die Daten der Infizierten aufgrund des Schutzes derer Persönlichkeit geheim, das müssen Sie natürlich akzeptieren. Da kann ich keine Ausnahme machen."

„Das ist schon in Ordnung, General Weidenfeller. Ich bin schon froh, wenn ich die Daten der Statistik auswerten darf. Vielen Dank für Ihre Kooperation."

„Aber Frau Dr. Bachmann, liebend gerne! Wenn Sie noch etwas brauchen, wenden Sie sich direkt an mich."

„Das weiß ich zu schätzen! Vielen Dank für Ihr Vertrauen und Ihre Hilfe", beeilte sich Kathy, nahm die Papiere und eilte nach draußen. Vor der Tür atmete sie tief durch. „Was für ein Schauspieler!", dachte sie, „und dann noch ein überaus schlechter."
Mit dem Gedanken im Kopf, dass ihr diese Statistik sicher nicht richtig weiterhelfen würde, schlich Kathy die Gänge entlang, zurück in ihr Labor und an ihren Arbeitsplatz. Dort setzte sie sich, legte ihren Kopf in ihre offenen Handflächen und stützte die Ellbogen auf dem Schreibtisch auf. Eine ganze Weile blieb sie so, um etwas nachzudenken und Kraft zu tanken. Dann rieb sie sich die Augen und schaute teilnahmslos vor sich hin.

„Was ist denn das?", dachte sich Kathy, als sie im Augenwinkel einen Brief erspähte, der schräg an ihre Kaffeetasse gelehnt war. Den musste jemand dort hingestellt haben.
Kathy nahm den Umschlag, riss ihn auf und entnahm ihm eine Karte.

„Nicht aufgeben!
Sie sind auf der richtigen Spur!"

stand auf der Karte. Sonst nichts!

VEVEY,
SCHWEIZ

Der schwarze Porsche Cayenne kam direkt von der A12 aus Richtung Bern und erreichte den nordöstlichen Stadtrand von Vevey.
„Schaut Euch das an", deutete Wesley mit seinem Zeigefinger auf ein riesiges Gebäude aus Stahl und Glas, das aus mehreren anderen, ebenfalls großen Gebäuden rundherum herausragte. „Das ist die Westing-Konzern-Zentrale von Vevey." Das Westing-Logo prangte auch gut sichtbar am oberen Rand des Gebäudes.
Die Insassen des Porsche reckten ihre Köpfe nach dem Gebäude und bestaunten die zwar ältere, jedoch immer noch ansehnliche Architektur des riesigen Konzerngebäudes.

„Wesley, was macht Westing alles?", fragte Michael Tintenklecks nach. Nicht weil er es nicht wusste, er wollte noch einmal allen Anwesenden einen Überblick zukommen lassen.

„Westing ist einer der größten Lebensmittelkonzerne der Welt, arbeitet aber auch in der Pharmabranche und in der Chemie. Alles Dinge, die miteinander auch in Symbiose stehen. Westing gehört einigen Holdings und Investmentunternehmen und damit kann man die Zugehörigkeit nicht gänzlich klar definieren. Viele Beteiligungen sind dermaßen verschachtelt, dass man nicht weiß, wem der Konzern nun wirklich gehört. Es gibt einige Gerüchte darüber, dass eigentlich nur eine Handvoll Teilhaber die Eigentümer des Konzerns darstellen sollen, dies aber über Dutzende von beteiligten Firmen verschleiert wird."

„Da bin ich ja mal gespannt, ob und wie der Tote Manager von Westing in das ganze Puzzle passt", raunte Ralf.

Tintenklecks´s Telefon klingelte: „Ja, Stefanie, was gibt es Neues? Hat sich der Typ noch einmal gemeldet? … Ah ja, … OK, … Dann gib mir noch mal den Namen und wo treffen wir … verstehe. OK, das werden wir finden. Vielen Dank. Was würde ich nur ohne Dich machen?"
Die anderen schauten Michael Tintenklecks erwartungsvoll an. Und dieser zögerte eine Antwort ein wenig hinaus, bis ihn Wesley anstupste. „Mensch, nun sag schon, was los ist."

„OK, es hat sich jemand bei Stefanie gemeldet, der meinen Artikel bei der Blind gelesen hat und der sich gerne mit uns treffen möchte. Derjenige arbeitet, und jetzt dürft Ihr drei Mal raten wo …"

„Bei Westing?", preschte Gerrit vor.
„Genau! Bei Westing", lächelte Michael, „er lebt und arbeitet normal für den Konzern in Berlin und wollte sich dort mit uns nächste Woche treffen. Im Gespräch mit Stefanie kam heraus, dass wir heute hier sind und das traf sich dann, denn er ist bis zum Wochenende auch in Vevey und hätte Lust, sich schon heute mit uns zu treffen."
„Das ist ja super!", jubelte Gerrit.
„Wo und wann treffen wir ihn?", fragte Wesley, der schon auf seinem Tablet-PC den Stadtplan von Vevey parat hielt.
„Um 15 Uhr im Alimentarium", meinte Michael.

„Was ist denn das?", erkundigte sich Niederer.
„Das ist das Ernährungsmuseum von Vevey", klärte Wesley die Truppe auf.
Nachdem sie in einem Café in der malerischen Altstadt Veveys etwas gegessen und getrunken hatten, war es dann auch bald schon so weit, dass der Zeitpunkt ihres Treffens nahte. Stefanie hatte noch einmal angerufen, und gefragt, ob Michael den Informanten noch einmal

persönlich anrufen könne, da dieser darum gebeten hatte. Natürlich tat er dies.

Am anderen Ende der Leitung meldete sich kurz nach dem ersten Klingeln ein der Stimme nach recht junger Mann.
„Hallo, ich freue mich, dass wir uns so schnell sehen können", meinte Michael Tintenklecks, „Sie wollten noch einmal, dass ich Sie anrufe … Ja … OK, das werden wir finden …, also den rechten Eingang …, 34765, OK, das kann ich mir merken." Michael gab Wesley ein Zeichen, dass er sich die Zahl notieren sollte.
„Sehr gut, wir freuen uns, können wir auch ein paar Fotos machen? Mein Fotograf will auch etwas zu tun haben … OK, ich verstehe, … keine Fotos … klar. Bis gleich!"

„Keine Fotos?", fragte Ralf enttäuscht nach.
„Nein, keine Fotos … offiziell. Nimm mal nur Deine Mini-Kamera mit."
„OK" nun strahlte Ralf und kramte sofort in seiner riesigen Kameratasche, die locker die Maße einer großen Tennistasche hatte.

Er kramte eine Mini-Kamera heraus, die ihrem Namen alle Ehre machte. Denn aus einer kleinen Schachtel holte er ein Gerät heraus, das nur so groß wie ein Knopf war, und das er nun Michael Tintenklecks an die Knopfleiste seines Hemdes steckte. Keiner der anderen sah, wie er das Gerät aktiviert hatte, aber er musste es aktiviert haben, denn auf einem kleinen Monitor, den er gerade aufklappte, sah man sehr gut, was die kleine Kamera aufnahm.
„Perfekt!" beurteilte er abschließend sein Werk.

Dann kramte er noch einen dickeren Kugelschreiber aus der Tasche, der ebenso in einem Etui steckte.
„Penkamera!", sagte er stolz und zeigte den anderen den Kugelschreiber.
„Wenn ich hier drauf drücke, dann macht er die schönsten Bilder." Um seine Worte zu unterstützen, drückte er zwei Mal auf das Zäpfchen, das normalerweise bei einem Kugelschreiber, die Mine heraus- oder hereinfährt.

„Gerrit und Michael, würdet Ihr beiden hier warten, bis wir wieder da sind? Wir wollen nicht gleich mit fünf Mann bei dem Informanten auftauchen."

Die beiden nickten eifrig und erklärten sich natürlich bereit, zu warten.

„Wesley, Du fährst uns und bleibst beim Fahrzeug. Falls es schnell gehen muss …"

„Geht klar, Michael!"

„Also los, wünscht uns Glück!"

Dann verschwanden die Drei mit ihrem Geländewagen in den Straßen Veveys.

BERLIN, BER

„Kathy, wie geht es Dir?", säuselte Dr. Sauer seiner Kollegin entgegen. Die blickte erschrocken von ihrem Bildschirm auf und schaute ihn mit einem etwas verklärten Blick an.

„Danke, gut. Und wie geht es Dir?" erwiderte sie.

„Ich würde ja gerne sagen, dass es mir auch gut geht, aber ich habe da einige Bauchschmerzen …" dabei schaute Manfred Sauer sie durchdringend an.

„… mit mir? Bauchschmerzen mit mir? Aber wieso denn?" Kathy saß nun kerzengerade auf ihrem Bürostuhl und sah ihn fragend an.

„Kathy, Du und ich, wir haben eine ganz besondere … Beziehung …"

„Ja, ich weiß, aber wollten wir das Vergangene nicht ruhen lassen?"

„Nein, so meinte ich das nicht. Ich will nicht wieder unsere alte Plänkelei aufleben lassen. Ganz im Gegenteil. Ich wollte Dir nur verstehen geben, dass ich Dich kenne und ich zu gut weiß, dass …" er machte eine kurze Pause, um nachzudenken, wie er die Situation am besten erklären konnte, als Kathy ihn unterbrach.

„Ach „ganz im Gegenteil"? Wie soll ich denn das verstehen?"

„Kathy, es geht darum, dass Du Deine Nase in Sachen steckst, die dich nichts angehen. Du solltest Dich lieber auf Deine eigentliche Arbeit konzentrieren."

„Wer sagt das?"

„Das ist doch egal, aber ich muss es Dir sagen. Und Du weißt, wie ungern ich das tue. Warum machst Du das?"

„Manfred, ich habe eine ganz üble Vermutung, dass hier im BER einiges vertuscht werden soll. Ich weiß zwar noch nicht, wie das alles zusammenhängt, aber ich mache mir durchaus meine Gedanken."

„Hör auf damit! Das läuft alles so, wie es gewünscht ist ... von oben. Also lass die Finger da raus und widme Dich Deiner Arbeit. Das ist besser für uns alle."

„Manfred ...", sie schaute ihn eindringlich an. „... Du drohst mir doch nicht etwa?"

„Das würde ich nie tun, das weißt Du auch. Aber auch ich bekomme Druck, wenn Du deine Nase zu tief in die Angelegenheiten anderer steckst. Und da bist Du momentan mitten drin. Also lass es bitte. Es bringt nichts, denn es ist alles in Ordnung so, wie es ist."

Manfred Sauer schaute sie mit einem Dackelblick an, dem keine Frau widerstehen konnte.

„Ach, wenn Du mich so anschaust, dann kann ich ja nicht Nein sagen, oder?"

„Das hoffe ich ..."

„OK, ich werde mich da raus halten und mich wieder meiner Arbeit zuwenden. Es war wahrscheinlich sowieso nur ein Fehler in der Statistik."

„Das sehe ich genau so. Ich freue mich, dass Du mir da beipflichtest und damit aufhörst."

Manfred nahm zärtlich ihre Hand und rieb seinen Daumen leicht über ihren Handrücken.

„Ach, wie ich die Zeit vermisse ... damals."

„Du Charmeur", blinzelte sie ihn mit leicht gesenktem Kopf an, „ja, es war eine schöne Zeit, aber mittlerweile bin ich anderweitig vergeben."

„Ja, ich weiß. Der Glückliche!", raunte er ihr zu.

Das Klingeln des Telefons zerstörte die etwas irritierende Situation der beiden. Katharina berappelte sich, schüttelte unmerklich den Kopf und griff zum Hörer.

Nach einem kurzen „Hallo", rief sie aufgeregt in den Telefonhörer: „Edward, das sind ja tolle Nachrichten. Wann kommst Du an?"

Manfred versuchte sich nichts anmerken zu lassen, rollte aber mit den Augen, als er den Namen Edward hörte. „Ihr Freund", dachte er abschätzig.

Nach etwa fünf Minuten Geplauder legte Kathy den Hörer auf und grinste Manfred an wie ein Honigkuchenpferd.
„Edward kommt nach Berlin, er will mich besuchen."
„Hey, das sind ja gute Nachrichten", versuchte Manfred sich mit einem gespielten Lächeln auf den Lippen für die beiden zu freuen.
„Tut mir leid", schaute sie ihn mit einem verlegenen Lächeln an.
„Nein, das braucht Dir nicht leidzutun. Ich weiß ja, dass es aus ist zwischen uns. Trotzdem ist es schade, das darf ich doch sagen, oder?"
„Natürlich darfst Du das sagen. Aber ich liebe Edward nun einmal und er liebt auch mich."

Manfred hieb sich theatralisch mit zwei Fäusten auf die Brust und ließ seinen Kopf nach hinten fallen. Dabei stieß er einen tiefen Seufzer aus. Ganz so, als hätte er sich gerade ein Messer ins Herz gestoßen.

„Du alter Schauspieler!", schimpfte Katharina und machte eine lieb gemeinte, abfällige Handbewegung. „Verschwinde und lass mich meine Arbeit machen!"
„Nur das wollte ich erreichen", blinzelte Manfred ihr zu und verließ das Büro.

KARLSRUHE - DURLACH,
ZWISCHENLAGER FÜR INFIZIERTE

Auf einer großen, eingezäunten Fläche im Industriegebiet von Karlsruhe-Durlach hatte die Landesregierung Baden-Württemberg ein Zwischenlager für Infizierte der Seuche eingerichtet. Das Gelände wurde rundherum von der Bundeswehr schwer bewacht. Darin standen mehrere große Zelte, die jeweils 15 Meter breit und 100 Meter lang waren. In diesen waren einfachste Doppelstockbetten und Stahlspinde eingeräumt worden. Und Tausende von Infizierten, aber auch

Menschen, die nicht infiziert, doch durch den Ebola-Schnelltest gefallen waren, wurden hier regelrecht eingepfercht.

Das Elend war groß. Die meisten hatten nur das, was sie am Leibe hatten, und eine Wolldecke, die man ihnen beim Eintreten gegeben hatte. Sie bekamen zwar ausreichend Nahrung und Wasser, aber die Verhältnisse glichen denen eines Konzentrationslagers des Dritten Reiches, und wenn man die modernen Zelte durch Baracken ersetzt hätte, hätte man auch keinen Unterschied feststellen können.

Auf einem der Betten saß Petra mit ihrer Tochter Elvira. Beide waren vor zwei Tagen nach Durlach gekommen. Alleine und verlassen saßen sie hier. Und Petra hatte alle Mühe, ihre Tochter zu beruhigen. Denn nachdem sie aus ihrem kleinen Häuschen bei Landau in der Pfalz herausgezerrt worden waren, und von ihrem Mann Holger getrennt und hierher geschleppt wurden, hatten sie nur Leid und Elend erlebt. Elvira musste immer wieder mit ansehen, wie fremde Menschen jeden Alters, auch viele Kinder plötzlich Blut und Schleim erbrachen, wie sie förmlich ihre verflüssigten Innereien nach draußen erbrachen und dann vom Personal, das in beängstigenden Schutzanzügen steckte, weggeschafft wurden.

Da beide noch keine Symptome der Krankheit hatten, und nur durch einen Schnelltest als infiziert abgestempelt wurden, war die Situation doppelt Angst einflößend. Was ist, wenn der Test fehlerhaft war? Würden sie sich dann hier nicht erst recht anstecken? Petra gingen viele solcher Dinge durch den Kopf und sie konnte natürlich nicht darüber reden und musste gerade um ihre Tochter zu beruhigen, stark sein, was sicher nicht immer leicht fiel und auch nicht immer gelang. Wieder schleppten zwei Helfer in gelben Schutzanzügen einen Toten quer durch das Zelt, an ihnen vorbei.

Elvira presste sich noch enger an Petra und sah sie mit ihren großen, runden Kulleraugen verängstigt an.

„Mama … Mama sag, muss ich nun sterben?"

„Ogott, mein Schatz! Nein, wie kommst Du denn darauf? Du musst nicht sterben. Wir sind bald wieder hier weg." Petra war erschüttert.

„Aber Mama, alle sterben hier. Wir werden sicher auch bald sterben."

Petra hielt Elvira ganz fest, streichelte ihr über ihren Kopf und dabei liefen ihr Tränen über die Wangen.

VEVEY,
ALIMENTARIUM

Am Seiteneingang des Alimentarium fanden Michael Tintenklecks und Ralf Meinhardt wie versprochen die Tastatur der Türsteuerung. Michael schaute um sich herum, ob sie jemand beobachten würde und kramte aus seiner Jackentasche einen Zettel, den er mühsam aufklappte. Wesley verfolgte das Szenario vom Wagen aus, der auf der gegenüberliegenden Straßenseite parkte. Von da hatte man einen guten Einblick auf das Gebäude und eben auch den Seiteneingang. Ein paar Fingertipps später klackte die Tür und schwang einen Spalt weit auf.

„Geschafft!", lächelte Michael Ralf zu. Dann traten beide in das Innere des Museums ein.

Weit und breit war keine Menschenseele zu sehen. Das Museum war auch schon geschlossen. Die Öffnungszeiten waren hier sehr spärlich, also sollte niemand mehr hier sein, außer ihr Kontakt. Und den suchten sie nun.

Die beiden Investigativjournalisten schlichen durch die Gänge des Ernährungsmuseums und kamen schließlich in die Nähe des Raumes, der ihnen von ihrem Kontakt als Treffpunkt angewiesen wurde.

Plötzlich hörten sie das Hallen schneller Schritte auf dem Granitboden. „Da rennt jemand weg", raunte Ralf seinem Kollegen zu. Der nickte nur und deutete mit dem Finger auf den Lippen Ralf an, ruhig zu sein.

Sie schlichen um die Ecke, von der die Schritte kamen, und sahen niemanden mehr. Allerdings hörten sie aus dem Raum, der als Treffpunkt auserkoren war, seltsame Geräusche. Ein Röcheln. Beide schlichen hinein und erschraken.

Da lag ein Mann auf dem Granitboden, eine Hand auf seiner Kehle. Zwischen den Fingern spritzte das Blut seiner Halsschlagader in vielen kleinen Fontänen im Rhythmus seines Herzschlages heraus. Das Röcheln kam eindeutig von ihm.

„Scheiße!" entfuhr es Ralf, der sofort mit seiner Penkamera knipste. Michael lief zu dem Mann hin.

„Was ist passiert? Sind Sie unser Kontakt? Ich bin Michael Tintenklecks."

Natürlich konnte der am Boden Liegende nicht antworten … er war dem Sterben nahe. Er zeigte mit seinem anderen Arm in die Richtung eines Schrankes, der gegenüberstand.

„Dort … dort …", krächzte er in einem letzten Aufbäumen und sackte dann in sich zusammen.

„Er ist tot", rief Michael Ralf zu.

„So eine Scheiße!", kommentierte der das Malheur.

„Aber er deutete da in Richtung Schrank", zeigte Michael ihm an.

Ralf kniete sich davor und lugte unter den schmalen Spalt, der den Schrank vom Boden trennte.

„Da liegt etwas, ganz hinten", damit legte er sich bäuchlings hin und versuchte, mit seinem Arm nach dem Gegenstand zu fischen.

„Es ist ein USB-Stick", rief er Michael zu, „aber ich komm nicht ran, nur mit den Fingerspitzen."

Währenddessen kramte Michael in den Taschen des Toten, um ihn zu identifizieren. Er fand einen Firmenausweis, einige Visitenkarten und ein Portemonnaie.

Als er sah, dass Ralf nicht weiter kam, versuchten nun beide, auf dem Boden liegend, den Stick zu erreichen. Denn wenn der Sterbende zum Zeitpunkt seines Todes darauf zeigte, sollte es etwa Wichtiges sein. So wichtig, dass man ihn dafür getötet hatte.

Dann hörten sie Schritte mehrerer Personen.

„Scheiße! Lass uns hier verschwinden!" rief Ralf seinem Freund zu.

Beide rappelten sich auf und liefen den Gang hinunter. Die Schritte hinter ihnen wurden schneller und lauter. Sie kamen eindeutig näher. Wie die Hasen fingen Ralf und Michael an, Haken zu schlagen. Von einem Raum in den nächsten, über einen weiteren Flur …

VEVEY,
STADTMITTE

Gerrit Hermann und Michael Niederer saßen immer noch in dem Café, in dem sie sozusagen „geparkt" wurden. Etliche Kaffee und einige Stück Kuchen waren vergangen und der Kellner beobachtete die beiden mittlerweile sehr argwöhnisch.

„Gerrit, ich kann keinen Kaffee mehr trinken. Hoffentlich kommen die bald wieder."

„Ja, das kannst Du laut sagen. Mir steht es auch schon an der Unterlippe."

Dann sahen sie, wie sich der schwarze Porsche Cayenne näherte und einen Parkplatz ansteuerte. Wesley trat aus dem Fahrzeug heraus und kam zu ihnen herüber, setzte sich erschöpft und irgendwie resigniert hin, und starrte vor sich.

„Wes, wo hast Du denn Ralf und Michael gelassen?"

„Leute, ich bin fix und fertig … ich brauch erst mal einen Schluck Wasser." Damit kippte er sich etwas aus der Wasserflasche auf dem Tisch in eines der herumstehenden Gläser und sich danach in den Rachen.

„Aaah, das tut gut."

„Wo sind die anderen?"

„Ich weiß es nicht, ich glaube, man hat sie entführt."

„Entführt?", fragten beide wie aus einem Mund.

„Ja; als sie nicht aus dem Gebäude heraus kamen, bin ich rein, um sie zu suchen. An dem Treffpunkt lag ein toter Mann – keiner von ihnen."

Die beiden Pathologen sahen sich erschrocken an.

„Dort sah es aus, wie nach einem Kampf. Und dann habe ich das Gebäude nach ihnen abgesucht. Irgendwo im Erdgeschoss fand ich dann einen Raum, in dem alles durcheinander war, wie nach einem Handgemenge. Wahrscheinlich wurden sie dort gefasst und mitgenommen. Es sah alles danach aus. Denn wenn sie nicht verschleppt worden wären, wären sie ja sicher wieder zu mir ans Auto gekommen."

„So ein Mist!", fluchte Gerrit.

„Und nun? Hast Du versucht, sie anzurufen?", fragte Michael nach.

„Klar hab ich das versucht. Mailbox." Wesley verdrehte die Augen.

„Ich sah dort einen cremefarbenen Lieferwagen mit Vollgas wegfahren. Ich kann mich auch irren, aber es könnte durchaus sein, dass sie dort drin waren. Doch bis ich an meinem Auto war, waren sie längst verschwunden."

„Wenn sie wirklich entführt wurden, werden wir sie nie wieder finden", Michael Niederer war tief betroffen.

Plötzlich drehte Wesley seinen Kopf blitzschnell um und folgte mit seinen Blicken einem cremefarbenen Lieferwagen.

„Das ist er!", stotterte Wes.

„Wer?", fragte Gerrit.

„Der Lieferwagen vom Museum. Das ist der Lieferwagen!", brüllte er laut, sprang auf und mit zwei Sätzen war er bei seinem Wagen, hechtete hinein und startete.

Die anderen beiden schauten sich verdutzt an und sahen Wesley wie wild in dem Porsche winken. Er machte ihnen Zeichen, dass sie kommen sollen.

Gerrit griff in seine Tasche, holte einen 50€-Schein heraus und legte ihn unter eine der etlichen Kaffeetassen. „Das muss reichen", dachte er.

Dann rannten beide rüber zum Porsche und sprangen hinein. Noch während sie die Türen schlossen, fuhr Wes rückwärts aus der Parkbucht heraus und folgte dem Lieferwagen, der aufgrund des regen Verkehrs, noch in Sichtweite war.

„Hinterher!", brüllte Gerrit. Obwohl dies sicher ein unnützes Kommando war.

„Wie sollen wir wissen, ob die wirklich da drin sind?", fragte Michael nach.

„Keine Ahnung."

„Sag mal, welche Reichweite hat denn die Knopfkamera von Ralf?", wollte Gerrit wissen.

„Gerrit, Du bist ein ASS! Das ist genial. Ja klar, die Knopfkamera! Die hat eine Reichweite von 500 Metern. Da unten am Boden liegt das Empfangsgerät."

Gerrit bückte sich und nahm den Mini-Laptop auf den Schoß und klappte ihn auf. Nach einigen wenigen Sekunden, die allen Dreien wie eine Ewigkeit vorkamen, festigte sich das Bild und sie sahen einen gefesselten und geknebelten Ralf Meinhardt in einem dunklen Kasten sitzen.

„Es funktioniert!", jubelte Wesley.

„Die müssen da vorne drin sein, sonst hätten wir keinen Empfang, Gott sei Dank, es geht ihnen gut!"

„Bleib schön dran", ermahnte ihn Michael Niederer.

„Aber klar doch, die entwischen mir nicht mehr!"

Sie verfolgten den Lieferwagen mit einem kleinen Abstand, sodass sie hoffentlich nicht auffallen würden. Der Wagen fuhr ein paar Straßen entlang und bog dann auf den Grand Place ein, dem größten öffentlichen Platz in Vevey. Dort steuerte der Lieferwagen ein großes, ehrwürdiges Gebäude mit einer beeindruckenden Fassade an, und fuhr in eine durch eine Schrankenanlage gesicherte Tiefgarage, die neben dem Gebäude lag. Die Schranke schloss sich zwar unmittelbar, nachdem der Lieferwagen hineingefahren war, doch das hielt Wesley nicht ab, ihm zu folgen.

Nachdem sie ein Ticket gezogen hatten, öffnete sich auch für sie die Tiefgarage und sie fuhren ein.

„Wo ist denn nun der Lieferwagen hin?", fragte Michael ungeduldig und schaute um sich herum.

„Dort!", zeigte Gerrit nach links und als auch Wesley und Michael in die Richtung schauten, sahen sie noch den Rest des cremefarbenen Fahrzeughecks hinter einer Mauer verschwinden.

Sofort folgte Wesley dem Wagen. Als sie dann aber die etwa 200 Meter zurückgelegt hatten, und ebenso um die Ecke bogen, sahen sie nach etwa 100 Metern ein großes Rolltor, das geschlossen war. Die Parkplätze links und rechts der Fahrspur waren alle belegt, allerdings nicht von dem Lieferwagen.

„Die müssen durch das Tor gefahren sein", resümierte Wesley mit einem leicht verärgerten Ton.

„Sie bewegen sich!", rief Gerrit mit Blick auf den kleinen Bildschirm auf seinem Schoß. Die anderen beiden stierten nun auf diesen und sahen, wie sich die Kamera – und wohl sicher auch Michael Tintenklecks, der mit dieser ausgestattet war – aus dem Bus raus und in ein Gebäude bewegte. Das Ganze ging sehr „ruckelig" vor sich, was bedeutete, dass er immer wieder gestoßen wurde, und den Weg nicht freiwillig ging. Sie sahen graue Wände, wie sie auch auf dieser Seite des Parkhauses zu sehen waren. Dann kamen sie zu einem Fahrstuhl, dessen Tür sich öffnete. Sie konnten auch gut erkennen, wie jemand einen Schlüssel in eine entsprechende Vorrichtung steckte, umdrehte und dann ein Tastenfeld öffnete, das vorher verborgen war. Dort drückte er den Zweiten von drei Knöpfen. Als sich die Tür nach kurzer Zeit öffnete, klappte derjenige, der den Fahrstuhl bediente, die Klappe wieder zu, zog den Schlüssel ab und schob die beiden Gefangenen durch die Aufzugstür in eine große, prunkvolle Halle. Dort sah es aus, wie in einem Palast. Marmorböden und kunstvoll verzierte Holzwände, die etwa vier Meter in die Höhe reichten und von wuchtigen Gemälden verziert wurden. Überall standen kleine Sitzensembles, Tische mit Blumenschmuck, riesige Säulen und Vasen.

„Wow! Das sieht beeindruckend aus", stellte Wesley fest. „Wo sind die denn? In dem großen Gebäude, das wir eben passierten?"

„Das müsste von der Richtung her das Château de l´Aile am Grand Place sein", bemerkte Michael Niederer, der in seinem Smartphone ihre Position nachgeschaut hatte und nun auch nach dem Schloss recherchierte. „Das Gebäude ist ein Schloss in Privatbesitz, das aus den ehemaligen Markthallen der Stadt entstanden ist. Der Eigentümer ist nicht öffentlich bekannt. Mehr steht da momentan nicht an Informationen."

BERLIN, BER

Nach der Ansprache ihres ehemaligen Geliebten Dr. Manfred Sauer war Katharina Bachmann noch mehr davon überzeugt, dass hier irgendetwas nicht stimmen konnte. Er verhielt sich so komplett unnatürlich. So gesteuert. Und dann noch diese ominöse Karte, die sie erhalten hatte. Wer war hier im BER, der sie animierte, weiter zu suchen? Und warum zeigte sich dieser Jemand nicht bei ihr, sondern blieb geheim und geheimnisvoll? Wollte man sie nur auf die falsche Fährte führen?

Auf jeden Fall musste sie nun noch mehr hinter der Sache her sein, als zuvor. Erstens ließ sie sich von niemandem vorschreiben, was sie zu tun oder zu lassen hatte. Auch wenn es ihr Vorgesetzter war, und schon gar nicht von Sauer. Und zweitens wurde sie auch immer neugieriger, was es überhaupt damit auf sich hatte.

Eines stand fest: Sie musste unbedingt der Sache auf den Grund gehen!

Sie war schon wieder am Arbeiten, als sie über den Kopfhörer in ihrem Schutzanzug eine Nachricht erhielt.

„Frau Dr. Bachmann, wenn Sie nachher mit Ihren Untersuchungen fertig sind, melden Sie sich doch bitte am Empfang, dort wartet jemand auf Sie."

Kathy bestätigte, dass sie die Nachricht gehört hatte, und grübelte nach, wer sie denn hier besuchen könnte.

Egal, sie hatte sicher noch eine Stunde hier zu tun, bevor sie aus dem Anzug heraus kam. Durch die Umstände, dass sie sehr viel Zeit für die Recherche nach den Unfallstatistiken aufgewendet hatte, musste sie nun erst einmal diese Sache hier fertigmachen.

„Geben Sie bitte dem Empfang Bescheid, dass sich mein Besuch gedulden muss. Ich benötige sicher noch zwei Stunden inklusive Dekontamination, bis ich verfügbar bin."

Noch etwas, das ihr nicht mehr aus dem Kopf ging. Wer besuchte sie hier draußen? Weit ab von ihrer Wohnung? Wer wusste überhaupt, dass sie hier war?

Zwei Stunden später war sie frisch geduscht und dekontaminiert wieder an ihrem Arbeitsplatz und atmete tief durch. Das Telefon klingelte und Kathy sah ein wenig genervt nach dem Display.

„Unbekannter Teilnehmer" stand auf der Anzeige des Telefons. Kathy wollte eigentlich gar nicht abnehmen, entschloss sich dann aber doch, das Gespräch anzunehmen.

„Dr. Bachmann!", meldete sie sich.

Dann hörte sie aufmerksam zu:

„Dr. Katharina Bachmann? Sie leisten großartige Arbeit, aber bleiben Sie doch bitte dran an der Sache, die Sie gerade angestoßen haben. Sie sind einer großen Sache auf der Spur. Bleiben Sie dran! Suchen Sie weiter!", sprach eine etwas blecherne Stimme zu ihr.

„Wer sind Sie? Können Sie mir etwas genauer sagen, um was es geht? Nach was soll ich suchen?" bombardierte Kathy den anonymen Anrufer mit Fragen. Doch sie hörte nur noch das „Besetztzeichen".

„Aufgelegt!" Kathy ließ den Hörer müde auf die Hörergabel fallen, atmete tief ein und aus und grübelte nach dem, was der Anrufer sagte.

„Was soll ich denn suchen? Wenn ich das nur wüsste" dachte sie sich. Dann erinnerte sie sich daran, dass sie ja noch Besuch am Empfang sitzen hatte. Ob der noch dort saß?

Kathy schnappte sich den Hörer und wählte die Nummer des Empfangs.

„Hier Dr. Bachmann, ist mein Besuch noch da, oder hat er schon aufgegeben? … Aha, in Ordnung, ich komme vorbei."

Sie wusste immer noch nicht, wer da auf sie wartete, aber sie machte sich auf den Weg zum Empfang. Ihr Besuch hatte zwei Stunden auf sie gewartet. Es würde sicherlich wichtig sein!

VEVEY,
CHÂTEAU DE L'AILE

Nachdem Ralf und Michael durch eine imposante Eingangshalle und mehrere ebenso beeindruckende Gänge geführt worden waren, wurden sie über eine eher schlichte Treppe in einen tiefen Keller geführt. Dort war es dann überhaupt nicht mehr imposant und pompös. Hier unten gab es auch einige Gänge und Kammern. Nur hier war alles grau in grau, an den Decken verliefen Ver- und Entsorgungsleitungen, an den Wänden liefen kleine Rinnsale von Schwitzwasser herab, die sich in kleinen Pfützen auf dem Boden sammelten. Überall war der übliche Schmutz eines Kellers und es roch modrig.

Nach einigen Gängen und Abzweigungen gelangten sie in einen größeren Raum, dessen linke Seite mit fünf Zellen versehen war. Ihre

Entführer schlossen zwei der Zellen auf und warfen Ralf und Michael ohne weiteren Kommentar, und ohne ihre Fesseln oder Knebel zu lösen, in diese hinein, schlossen die schweren Gittertüren und ließen die Vorhängeschlösser einrasten. Da saßen sie nun. Von allen verlassen und wohl tiefer in der Tinte, als sie es sich je erträumen konnten.

Michael fragte sich nur, warum sich noch am Leben waren. Denn ihre Entführer waren eindeutig auch die Mörder von Daniel Klein, den sie im Alimentarium gefunden hatten. Wie Michael seiner Firmenkarte entnehmen konnte, war Klein der Vertriebsleiter für Food & Beverage, also Lebensmittel und Getränke, der Westing Group in Norddeutschland. Warum er sie angerufen hatte und welche Informationen er mitteilen wollte, diese Fragen konnte er selbst nicht mehr beantworten, die Antworten waren sicher auf dem USB-Stick im Alimentarium, doch waren die Aussichten darauf, diese jemals zu erhalten, eher negativ. Warum mussten sie sich auch schnappen lassen? Er hätte sich selbst ohrfeigen können, wenn er denn eine Hand freigehabt hätte …

Michael schaute zu Ralf hinüber, der wie ein Häufchen Elend auf seiner Pritsche saß, die ihnen als Bett dienen sollte und aus einer dicken Pressspanplatte bestand. Keine Matratze, keine Decke oder Kissen. Aber das waren wohl ihre geringsten Sorgen momentan. Die Fesseln waren so fest gezurrt, dass sie ihnen den Blutfluss in den Händen abklemmten. Er konnte seine Hände zwar nicht sehen, aber Michael war davon überzeugt, dass seine Hände sicher schon blau angelaufen waren. Er spürte ein leichtes Kribbeln in diesen. Das war kein gutes Zeichen. Und dieser Knäuel im Mund, der mit einem Gaffer-Band, das ein Mal rund um den Kopf geklebt worden war, befestigt war, brachte ihn der Panik nahe. Denn er hasste nichts so sehr, wie die Angst, zu ersticken.

Michael gingen tausend Dinge durch den Kopf. Und bei Ralf sah es auch nicht besser aus. Er hatte überhaupt keine Hoffnung mehr, jemals wieder lebend aus diesem Verlies heraus zu kommen. Dafür waren ihre Peiniger und Entführer zu brutal gewesen. Er wunderte sich sowieso, warum sie noch lebten.

Die Stunden vergingen, in denen sie teilnahmslos in ihren Verliesen harrten, bis dann doch ein halbes Dutzend Männer kamen, um sie einzeln abzuholen. Ralf war als Erster an der Reihe. Er wurde wieder durch Kellergänge geschleift, und dann in einen Raum gesetzt, der ebenso wie alle anderen Gänge und Räume hier, mausgrau und feucht war.

Dort nahmen ihm seine Peiniger den Knebel aus dem Mund. Das Abreißen des Gaffer-Bandes brachte Ralf zu einem jaulenden Aufschrei, der dem Ausführenden nur ein müdes Lächeln auf die Lippen zauberte.

„Was habt Ihr mit Daniel Klein zu schaffen?", fragte dieser nun in einem barschen Ton.

Ralf saß auf einem hölzernen Stuhl, die Hände immer noch im Rücken verbunden und wusste nicht, was er sagen soll. Er kannte keinen Daniel Klein und bekannte sich dazu.

In Sekundenschnelle ließ sein Gegenüber ihn spüren, dass er mit dieser Antwort nicht einverstanden war. Er schlug ihm mit der Faust hart in seine rechte Seite. Ralf schrie auf vor Schmerz und sackte nach vorne.

Der zweite Mann im Raum, der hinter ihm stand, nahm ihn an den Haaren und zerrte ihn wieder zurück in eine aufrechte Position. Nur um seinem Gegenüber noch einmal die Gelegenheit zu geben, die gleiche Stelle zu malträtieren.

Nachdem dieses Spiel drei Mal vonstattenging, blieb ein vierter Hieb aus. Stattdessen kam wieder die gleiche Frage: „Was habt Ihr mit Daniel Klein zu schaffen?"

„Ich weiß es nicht", jammerte Ralf, „ich kenne keinen Daniel Klein, bitte glaubt mir doch!"

Statt einer erklärenden Antwort erhielt Ralf einen weiteren Hieb. Dieses Mal links in die Seite. Doch der Schlag auf die Niere schmerzte genau so, wie der Hieb auf die Leber und er sackte wieder in sich zusammen. Nachdem Ralf wieder „freundlich" aufgerichtet wurde, ging das Spielchen weiter.

Nach einer Stunde kam Ralf, ohne Knebel, dafür aber grün und blau geprügelt und mit geschwollenen Augen und Lippen, mit seiner Begleitung wieder in seine Zelle. Zwei seiner Begleiter schleiften ihn, an den Armen haltend, über den Boden. Ralf war momentan nicht fähig, alleine zu laufen.

Als Michael Tintenklecks seinen Freund sah, wurde ihm ganz übel. Er musste mit ansehen, wie die beiden Ralf in sein Verlies warfen, die Türe hinter ihm schlossen und sich dann an seiner Türe zu schaffen machten. Nun war er an der Reihe. Jeder Versuch, sich irgendwie zu wehren, blieb erfolglos. Er war den sechs Männern hilflos ausgeliefert.

Wesley, Michael Niederer und Gerrit Hermann hatten sich mittlerweile eine Parklücke gesucht, von der sie noch Empfang zur Knopfkamera von Klecksi hatten, und mussten nun mit ansehen, wie dieser von einem seiner Begleiter verprügelt wurde. Bei jedem Schlag zuckten sie zusammen. Und da die Kamera auch über eine Tonübertragung verfügte, wussten sie nun auch, was die Entführer von ihnen wollten. Sie erkundigten sich nach einem Daniel Klein. Anscheinend war dies der Tote im Alimentarium. Und obwohl Michael Tintenklecks ihre Fragen nicht beantworten konnte, weil er schlichtweg nicht wusste, was Daniel Klein von ihm wollte, schlugen seine Peiniger immer wieder auf ihn ein. Wesley drehte sich, obwohl er durch die Knopfkamera nur die Ansätze der Schläge sehen konnte, bei jedem Schlag zur Seite. Es tat ihm förmlich weh, dieses Szenario mit anzusehen.

„Mann, wie kommen wir da rein und können denen helfen?", fragte Michael Niederer aufgeregt. „Wir können die doch nicht einfach denen überlassen!"

„Lasst uns die Polizei rufen!", schlug Gerrit vor. „Wir wissen, dass sie in dem Schloss sind und über die Kamera haben wir ja wohl genügend Beweise, dass sie aktiv werden."

„OK, lasst uns die Polizei rufen!", willigte Wesley ein, zog sein Handy aus der Tasche und wählte die Nummer der Auskunft.

BERLIN, BER

Kathy fiel vor Überraschung ihr Schlüsselbund aus der Hand.

„Was machst denn DU hier?", rief sie voller Begeisterung, als sie sah, wer da im Wartezimmer auf sie wartete.

„Na das ist ja ein herzlicher Empfang. Das hatte ich mir anders vorgestellt", lachte Edward Swindon, der mittlerweile aufgestanden war, und seine Arme ausbreitete.

Kathy rannte in diese ausgebreiteten Arme und drückte ihn ganz fest an sich. Wie lange hatte sie nun schon ohne ihn ausharren müssen. Edward erwiderte den Druck und schmiegte seinen Kopf an ihren. Dadurch, dass er nicht größer war, als seine Herzdame, war das eine sehr entspannende Position, und sie hätten wohl noch Stunden so dastehen können.

„Überraschung!", wisperte er ihr ins Ohr. „Ich dachte, Du hast mich sicher vermisst."

„Und wie ich dich vermisst habe", schmeichelte Kathy zurück und drückte ihn noch mehr an sich.

„Ich hätte nie gedacht, dass Du jetzt schon kommst. Oh, wie ich mich freue!"

„Hast Du Zeit für einen Kaffee?"

„Aber sicher hab ich Zeit, die nehme ich mir."

VEVEY,
CHÂTEAU DE L'AILE

„Michael, wie geht es Dir?", rief Ralf von seiner Zelle aus hinüber in die Nachbarzelle, nachdem die Wachen seinen Freund dort blutverschmiert auf den Boden fallen gelassen hatten.

Der spuckte eine kleine Pfütze Blut aus und rappelte sich, so gut es mit auf dem Rücken gefesselten Händen ging, in eine sitzende Position.

„Ralf, ich glaube jetzt ist es aus, die lassen uns nie wieder hier raus", stöhnte Michael Tintenklecks.

„Hör auf mit solchen Sprüchen, man wird uns schon finden."

„Wer soll uns denn hier finden? Wesley? Und die beiden Pathologen? Die bräuchten eine kleine Armee, um hier einzudringen. Wenn sie denn überhaupt herausfinden, wo wir sind."

„Michael, wer ist denn dieser Daniel Klein, den sie suchen? Ist das der Tote?"

„Ja, das ist er. Ich habe bei ihm ein paar Visitenkarten und einen Firmenausweis gefunden. Er war ein Vertriebsleiter von Westing in Norddeutschland für Lebensmittel und Getränke. Aber warum die so jemanden abmurksen, das frag ich mich schon."

„Er hatte den USB-Stick. Da waren sicher einige brisante Sachen drauf", stellte Ralf fest.

„Aber doch nichts, weswegen man einen Menschen umbringt." Tintenklecks versuchte irgendwie aufzustehen, ließ es aber bald sein und hockte sich wieder hin. Zu groß waren die Schmerzen und zu sehr war er geschwächt.

„Was hat ein Lebensmittelkonzern mit unserer Story zu tun?", fragte Ralf in monotonem Ton vor sich hin.

„Wenn ich das nur wüsste", flüsterte Michael, „… wenn ich das nur wüsste."

In der Tiefgarage am Grand Place waren mittlerweile drei Polizisten eingetroffen. Einer in Zivil und zwei in Uniform. Wesley hatte ihnen die ganze Situation erklärt, dass sie hier waren, um investigativ zu recherchieren und dass ihre Kollegen brutal entführt und gefoltert würden. Die Beweise hatten sie auf Festplatte gespeichert und würden immer noch mit Livebildern aus dem Kerker der Entführer übertragen. Der Zivilpolizist sah sich die Videos an und hörte ganz genau zu. Währenddessen sicherten die anderen beiden Gerrit und Michael ab. Wie es aussah aber eher, damit die beiden nichts unternehmen, anstatt sie zu schützen.

„Werter Herr Horaeb, das klingt ja alles sehr spannend, was Sie sich da ausgedacht haben, aber ich glaube nicht, dass wir den Schlossherrn mit solchen lächerlichen Vorwürfen konfrontieren dürfen. Monsieur Bergier Vilaine würde das nicht witzig finden, wenn wir behaupten, dass sein Keller ein Folterkeller ist. Er ist einer der angesehensten Menschen in der Schweiz und kein Verbrecher", der Polizist zuckte mit den Schultern.

„Aber Herr Kommissar, Sie haben doch die Videos gesehen. Unsere Kollegen wurden entführt und werden geprügelt und aufs Übelste gefoltert. Da ist es doch egal, auf welchem Grundstück sie sind."
„Das sagen Sie. Aber ich sehe nichts, das beweist, dass die beiden wirklich in dem Keller von Monsieur Vilaine stecken. Und ich kann mir auch nicht vorstellen, dass sie jemals Zutritt zum Château de l'Aile bekommen werden."

„Aber deswegen haben wir doch Sie gerufen, Herr Kommissar! Wer sollte das denn sonst prüfen können, wenn nicht Sie, als öffentliches Organ?"

„Grundsätzlich gebe ich Ihnen da recht, aber es besteht eben kein zwingender Beweis, dass Ihre Kollegen dort sind, und solange wir keine Beweise haben, werden wir nicht bei Monsieur Vilaine an die Türe klopfen."

„Und das hier ist kein Beweis?", preschte Gerrit hervor.
„Das kann überall sein."
„Eben nicht!", versuchte Gerrit zu erklären, „Die Geräte haben eine Reichweite von gerade mal 500 Metern. Also müssen unsere Freunde innerhalb von 500 Metern eingesperrt worden sein."
„Und was ist mit dem Mord im Alimentarium an Daniel Klein?", wollte Wesley wissen.
„Tut mir leid, wir haben nachgefragt und sogar eine Streife ins Alimentarium geschickt. Dort ist keine Leiche. Es hat dort keinen Mord gegeben", antwortete der Polizist, um dann schnell zu ergänzen: „Monsieurs wir werden ermitteln, aber ich kann Ihnen nichts versprechen. Sicher tauchen Ihre Freunde wieder auf. Und wenn es dann Bedarf gibt, dass wir einschreiten, rufen Sie mich an", damit reichte der Kommissar eine Visitenkarte an Wesley. Dieser fuhr sich mit einer Handfläche über die krausen, schwarzen Haare und musste sich einen lauten Fluch verkneifen.

Die drei Polizisten verabschiedeten sich und verschwanden aus dem Parkhaus. Zurück blieben die zwei Pathologen und Wesley, die ratlos in dem Parkhaus standen und auf den Bildschirm schauten, der immer noch ihre Freunde hinter Gittern zeigte.

„Er hat sich noch nicht mal die Mühe gemacht, die Videos zu kopieren", stellte Gerrit fest.

„Da kannst Du sehen, wie ernst er die Sache nimmt. Anscheinend ist dieser Monsieur Vilaine ein ganz hohes Tier."

„Und ein ganz mieser Typ, wenn er unschuldige Leute umbringen oder einsperren lässt.

„Wie kann es sein, dass die von dem Mord im Alimentarium nichts wissen? Hat da jemand die Leiche entsorgt und gewischt? Das ist doch nicht einfach so zu bewerkstelligen. Wie groß muss eine Verschwörung sein, um das alles so mir nichts, dir nichts hin zu bekommen?"

Gerrit und Michael schüttelten beide die Köpfe und wussten keine Antwort auf die Frage. Es war schon sehr verdächtig, wenn man einen Mord und eine Entführung so schnell verwischen kann, dass selbst die Polizei nichts mehr unternimmt. Wie groß muss eine Organisation sein, die diese Aufgaben in so kurzer Zeit realisieren kann?

„Jungs, wir müssen da hinein! Irgendwie!" Wesley war felsenfest davon überzeugt, dass er mit den beiden Pathologen in das Château de l´Aile gelangen könnte, wenn er es nur richtig anstellen würde. Dann schnappte er sich sein Tablet-PC und rief ein paar Schweizer Kollegen an.

Im Keller des Châteaus de l´Aile kam nun Ralf vom insgesamt vierten Verhör zurück. Beiden wurden die Handfesseln abgenommen und ein Kunststoff-Tablett mit Essen, wie ein Krug Wasser auf den Tisch gestellt, der in ihren Zellen in einer Ecke stand.

„Iss, Ralf, wir brauchen unsere Kräfte, wenn wir das durchstehen möchten", rief Michael seinem Freund hinüber in die andere Zelle, als dieser ein wenig zu sich kam. Doch der kippte sich zuerst einmal die Hälfte des Inhalts des Wasserkruges über den Kopf und schüttelte sich, wie ein Bernhardiner.

„Die Jungs haben es echt drauf. Die könnten jedem Domina-Studio Konkurrenz machen", witzelte Ralf, dem es schon ein wenig besser zu gehen schien.

VEVEY, CHÂTEAU DE L'AILE
AM NÄCHSTEN TAG,

Seitdem sie morgens noch einmal für ein weiteres Verhör geholt wurden, das genau so ablief, wie Dutzend andere davor, war es ruhig geworden. Die beiden Gefangenen Journalisten lagen auf ihren Pritschen und versuchten sich so wenig wie möglich zu bewegen. Denn jede Bewegung schmerzte. Ihre Peiniger wussten genau, wo sie hinschlagen mussten, um Schmerzen zu erzeugen, aber keine bleibenden Schäden zu hinterlassen. Doch die Vielzahl der Schläge hatte ihre Körper stark malträtiert. Ganz zu schweigen von den seelischen Grausamkeiten, die eine solche Folter hinterlässt.
So lagen beide nun auf ihren Pritschen und dösten vor sich hin. Glücklich darüber, dass sie schon einige Stunden nicht mehr zum Verhör geholt wurden.

„Was liegt Ihr denn so faul herum?", fuhr sie eine dunkle Stimme an.

Beide schreckten auf und fuhren mit den Köpfen herum.
„Scheiße, was machst denn Du hier?", rief Michael Tintenklecks seinem Freund Wesley Horaeb zu und setzte sich auf.
Der stand wie John Rambo persönlich im Raum, hatte ein Maschinengewehr um sich hängen. Bei ihm standen nicht nur die beiden Pathologen aus Hamburg, sondern auch sechs grimmig dreinschauende Gestalten, die alle in Tarnanzüge gekleidet und mit Waffen behängt waren.
„Wir dachten, wir holen Euch mal hier heraus", kicherte Wesley.
„Gute Idee!" Michael und Ralf saßen schon wieder aufrecht und freuten sich, ihre Kollegen wiederzusehen.

„Aber wie habt Ihr uns gefunden? Und wie seid Ihr hier hereingekommen? Wer sind die da?" wollte Michael alles wissen.

„Später! Lasst uns erst einmal hier verschwinden!" erwiderte Wesley.

Dann zückte einer der Begleiter einen großen Bolzenschneider und knipste mit der Leichtigkeit eines Fingerschnippens die beiden Schlösser durch.

„Könnt Ihr laufen?", fragte Wesley.
„Nicht so flott wie noch vorgestern, aber es geht", kommentierte Ralf, der sich ein Lächeln auf dem verhärmten Gesicht abringen konnte.
„Dann los!"

Die sechs schwer bewaffneten Männer gingen voran, in der Mitte gingen die beiden gepeinigten Journalisten und dahinter der Rest der bunten Truppe.

Sie schlüpften durch etliche Gänge und schließlich eine längere Treppe nach oben. Dort angelangt fanden sie sich im Schloss wieder. Die hohen, holzvertäfelten Wände mit alten Meistern daran, die Einrichtung, der Marmorboden. Alles war noch so, wie Ralf und Michael es in Erinnerung hatten.

„Wo sind die Wachen?", wollte Ralf wissen.
„Die ruhen sich ein wenig aus", grinste einer der sechs Begleiter.
Als sie um die Ecke in ein anderes Zimmer bogen, sahen sie drei bewaffnete Männer am Boden liegen.
„Die sind wirklich nur bewusstlos!", beschwichtigte einer der Begleiter, ein 2-Meter-Mann mit blonden, kurz geschorenen Haaren, der den argwöhnischen Blick von Ralf sah.

„Halt!"
Hörten sie auf einmal hinter sich jemanden durch die Halle rufen. Dann herannahendes Getrappel von Stiefeln, die auf dem Marmorboden einen sehr bedrohlichen Hall verströmten.

Ein Blick über die Schulter bestätigte, dass ein weiteres Dutzend bewaffnete Männer ihnen folgte – im Laufschritt.

„Los, Beeilung!", rief einer der Befreier und unterstützte seine Aufforderung mit wilden Armbewegungen, die im Kreise gingen. Kaum waren alle um die Ecke gebogen, hörten und sahen sie schon, wie Projektile in die Wand daneben einschlugen.
„Die machen keinen Spaß!", keuchte Michael Tintenklecks, dem die Lauferei doch mehr zu schaffen machte, als er vorher gedacht hatte. Die sechs Befreier verständigten sich mit Handzeichen und kurzem Kopfnicken, dann trennten sie sich. Drei nahmen Michael Tintenklecks und seine Kumpanen mit, und sich weiter auf den Weg nach draußen. Die anderen drei rüsteten sich für eine bewaffnete Konfrontation mit ihren Verfolgern.

Die ungleiche Truppe aus Journalisten, Pathologen und Söldnern war noch nicht weit gekommen, als sie eine heftige Schießerei hörten. Das waren wohl ihre Freunde, die auf ihre Verfolger getroffen waren.

Die Schusssalven waren so laut, dass sie noch lange zu hören waren. Auch, als die Gruppe schon wieder im Treppenhaus des Parkhauses angelangt war. Dort warteten drei schwere Range Rover Geländewagen, die in einem eher dezenten Silber lackiert waren.
Die ersten beiden Fahrzeuge wurden besetzt und fuhren los. Sie waren noch nicht um die Ecke gebogen, als Schüsse in das Heck des letzten Wagens einschlugen.

„Was zum Teufel …", fluchte Wesley und sah nach hinten. Dort sah er, wie die Verfolger weiter auf sie schossen, und wie einer von ihnen in ein Handfunkgerät sprach.
„Wo sind denn unsere Mitstreiter?", fragte er vor sich hin, ohne darauf eine Antwort zu erwarten.
„Wenn die durchgekommen sind, sind sie wahrscheinlich tot", folgerte der Fahrer des Wagens und verzog dabei keine Miene. Man konnte ihm weder Bestürzung noch irgendwelche Anteilnahme oder Trauer ansehen. Der Kerl musste hart und kalt wie ein Felsen sein.

Während sie die Hauptgasse in Richtung Ausfahrt entlang fuhren, sahen sie, dass zwei Rolltore an den Enden der einzelnen Parkbuchten nach oben rollten. Hinter den Rolltoren jaulten gewaltige Motoren auf, die zu großen BMW-Limousinen gehörten und ihnen nachgingen, sobald die Rolltore sich weit genug geöffnet hatten.
Die Fahrer der beiden Fluchtwagen beschleunigten und fuhren auf die Ausfahrt zu.

„Ähm, haben wir unsere Tickets …?" Gerrit konnte seine naive Frage nicht zu Ende formulieren, schon schoss der erste der beiden Range Rover durch die geschlossene Schrankenanlage ins Freie! Sofort gingen Alarmsirenen und rote Blinklichter an.
Dessen ungeachtet schossen beide Geländewagen aus der Tiefgarage auf die viel befahrene Straße vor dem Schloss und reihten sich in den Verkehr ein. Allerdings waren sie doch etwas schneller unterwegs als der restliche Verkehr, was zu einem Hupkonzert erster Güte und zu mindestens drei kleineren Unfällen mit Blechschaden führte, weil andere Fahrzeuge ihnen auswichen.
Die drei BMWs waren gerade noch aus der Tiefgarage heraus gekommen, bevor die selbsttätig schließenden Rolltore der Haupteingänge sich schlossen.
Weiter ging die Hetzjagd durch Vevey. Der eher etwas verschlafene Ort war im Nu auf 180. Die Leute flüchteten in ihre Häuser oder kamen aus diesen heraus, um zu sehen, was sich hier für ein Spektakel auf der Straße abspielte.

Wieder schlugen Kugeln in die Fahrzeuge ein und jede Einzelne ließ die großen Wagen erzittern. Die Fünf duckten sich bei jedem einschlagenden Schuss.
„Die haben ja eine ganze Armee!", stellte Ralf trocken fest.
„Ihr habt Euch mächtige Gegner ausgesucht", brummte einer der Fahrer und sah Michael Tintenklecks eindringlich an, der sich mit einem verlegenen Lächeln ein wenig entschuldigen wollte.
Die Fahrer schlängelten sich durch den dichten Verkehr, fuhren über rote Ampeln und große Kreuzungen, ohne dass sie auf andere Fahrzeuge Rücksicht nahmen.

Die Verfolgungsjagd führte sie durch ganz Vevey. Quietschende Reifen, Schüsse und einschlagende Kugeln in den Häuserfassaden markierten ihren Weg bis hinaus aus der Stadt in eine dicht bewaldete Gegend. Die beiden Range Rover schossen einen Waldweg entlang. Vier BMW rasten ihnen hinterher. Doch je tiefer sie in das Waldgebiet kamen, umso mehr Abstand gewannen sie vor ihren Verfolgern. Hier lagen die Vorteile der Geländewagen eindeutig auf der Hand. Die Fahrer waren gut ausgebildet. Jeder andere der Gruppe hätte wohl schon sein Ende an einem der Bäume oder in einem Graben gefunden. Doch die beiden beherrschten die Fahrzeuge äußerst gut und wandten sich durch die Wälder. Ihre Verfolger fielen immer mehr zurück und nach und nach blieben sie mit ihren Fahrzeugen, die eben nicht geländetauglich waren, stehen und mussten aufgeben.

Mehr als eine Stunde schlugen die beiden Geländewagen noch Haken und durchquerten Wälder und Wiesen. Dann blieben sie hinter der Scheune eines Bauernhofes stehen.

„Klasse Arbeit!", lobte Michael Tintenklecks seinen Fahrer und klopfte ihm mit der flachen Hand auf die Schulter. „Ich weiß nicht, wer ihr seid, aber ihr habt das klasse gemacht."

„Da muss ich dann mal die Situation aufklären", mischte sich Wesley Horaeb ein, „Die Jungs hier sind eine Art Spezialeinheit, die man privat buchen kann. Ich bin auf sie über meine Kontakte zu Kollegen in Zürich gestoßen. Ich dachte zwar am Anfang, als sie aufliefen wie eine Armee, dass dies ein wenig viel wäre … aber es hat sich doch bewährt", lächelte Wesley.

„Hi, Du kannst mich Thomas nennen", raunte der Fahrer Michael zu und reichte ihm seine riesig wirkende Hand.
„Michael Tintenklecks, danke, dass Ihr uns gerettet habt."
„Gerne! Das ist unser Job!"
„Warum hat die Polizei nichts gemacht?", wollte Michael wissen.
„Wenn ich das nur wüsste", jammerte Wesley, „wir haben alles versucht, hatten die Kripo hier, aber die konnten oder wollten nicht helfen. Sagten uns, dass der Monsieur Vilaine, in dessen Schloss wir

Euch vermutet haben, ein angesehener Mann wäre, und sie sich nicht vorstellen könnten, dass er jemanden als Geisel nimmt."

„Das darf doch nicht wahr sein!"

„Und meine Freunde in Zürich konnten mich an die Jungs weiterempfehlen. Das war auch genau richtig. Ich glaube nicht, dass die Polizei irgendwas erreicht hätte, und wenn, dann wahrscheinlich viel zu spät."

„Und was tun wir jetzt?", fragte Ralf, der zwischenzeitlich mit den anderen im zweiten Wagen ausgestiegen und zu ihnen gekommen war.

„Wir bräuchten wohl zuerst einmal ein Hotel oder so, damit Ihr Euch ein wenig ausruhen könnt", schlug Gerrit vor.

„Nein! Dafür haben wir jetzt keine Zeit. Die haben Daniel Klein umgebracht und uns entführt. Und das nur wegen eines Sticks, den Herr Klein an uns übergeben wollte. Wir brauchen den Stick!"

„Richtig, Michael. Wir müssen an den Stick gelangen. Hoffentlich ist er noch dort, wo wir ihn zuletzt gesehen haben", bestätigte Ralf.

„Und wo ist das?", fragte Michael Niederer nach.

„Im Alimentarium!"

„In der Stadt? Ich denke da seid ihr nicht sicher", mischte sich Thomas ein.

„Aber wir brauchen den Stick, sonst war alles vergebens. Ich weiß nicht, was da drauf ist, aber es ist so wertvoll, um jemanden zu töten!"

„Gut, dann lasst uns Euch dabei noch helfen, den Stick zu bekommen. Normalerweise ist unser Auftrag hier erledigt. Aber wir würden Euch gerne noch helfen den Grund für Eure Gefangennahme zu erfahren."

„Danke Dir", lächelte Michael Tintenklecks Thomas zu.

BERLIN, BER

Kathy hatte mit ihrem Vorgesetzten gesprochen und erreicht, dass ihr Lebensgefährte auch hier im BER in ihrer Unterkunft unterkommen konnte. Auch wenn es zuerst einmal provisorisch war. Sie waren so lange getrennt gewesen, sie wollte nicht, dass er irgendwo in Berlin in einem Hotel hockte, während sie hier im BER war, und nicht hinaus konnte.

Und vielleicht konnte er ja seine Erfahrungen mit einbringen und behilflich sein. Wenn nicht im Task-Force-Team, dann wenigstens bei ihren ganz privaten Recherchen.

So saßen beide nun in ihren provisorischen vier Wänden. Nicht gerade eine Unterkunft, die viel Privatsphäre hatte, da der abgetrennte Raum nach oben hin offen war, und somit praktisch jedes Wort, das man nicht gerade flüsterte, nach draußen gelangte.

Trotzdem erzählte Kathy nun Eduard die ganze Geschichte, was sie störte und was sie auch vermutete. Sie erzählte ihm von den ominösen Anrufen, von der Karte und den komischen Begebenheiten. Alles natürlich ganz leise im Flüsterton. Eduard wunderte sich sehr über die Situation und das, was Kathy herausgefunden hatte. Irgendwas stimmte hier wirklich nicht. Aber was?

„Wir sollten auf jeden Fall den Proben nachgehen, die angeblich nie angekommen sind", stellte er fest, „wenn da einer gepfuscht hat, egal aus welchem Grund, dann müssen wir das nachweisen können."

„Wir?", fragte Kathy überglücklich und mit einem Strahlen nach, „Du meinst Du hilfst mir dabei?"

„Aber sicher! Was soll ich denn sonst hier den ganzen Tag anstellen?" Beide nahmen sich in die Arme und drückten sich ganz fest.

Wenig später saß Eduard an einem Laptop, der mit dem Netzwerk der Task-Force verbunden war. Es war der Laptop von Kathy. Die war zwischenzeitlich wieder an ihrem Arbeitsplatz und arbeitete an ihren üblichen Forschungen. Sie hatte wieder einen freieren Kopf, denn Eduard recherchierte im Hintergrund.

Eduard kämpfte sich nun durch einen Berg von Emails, abgelegten Dokumenten und Untersuchungsergebnissen. Irgendwie musste es ihm doch gelingen, nachzuweisen, dass die Proben da waren und wie sie verschwunden sind.

VEVEY,
ALIMENTARIUM

Es war schon am Abend als Thomas und seine Leute die Lage mit schussbereiten Waffen sicherten, während Michael Tintenklecks erneut den Code in das Sicherheitsschloss am Seiteneingang des Alimentariums eingab. Ein Klicken bestätigte die Richtigkeit des Codes, gefolgt von einem erleichterten Ausatmen aus Michaels Mund.

„Zum Glück haben die den Code nicht geändert."

Im Schatten der Bäume rund um das Alimentarium drangen sie nun vorsichtig in das Gebäude ein. Neben Thomas und drei seiner Leute waren noch Michael Tintenklecks und Wesley Horaeb mit dabei. Die anderen drei hatten zusammen mit zwei der Söldner Position in den Geländewagen bezogen und warteten auf ihre Kollegen.

Michael erinnerte sich nur schwer an den Weg, der ihn zu dem Raum führen sollte, wo er Tage zuvor Daniel Klein aufgefunden hatte. Doch nach einigen Fehlversuchen fanden sie den Raum. Michael kniete sich vor die Vitrine, unter die der USB-Stick gerutscht war.

„Mist! Er ist weg!", rief er laut.

„Kann ich Ihnen helfen?", ertönte eine Frauenstimme vom Eingang des Raumes her.

Thomas und seine Männer schnellten herum, ließen aber ihre Pistolen noch in ihren Halftern, hatten aber ihre Hände in direkter Bereitschaft. Auch Michael zuckte erschrocken zusammen und richtete sich schlagartig auf.

„Was suchen Sie hier? Das Museum ist geschlossen", fragte die Stimme nach. Diese gehörte einer etwa fünfzigjährigen, etwas aus den Fugen geratenen Frau, die in der Montur einer Reinigungskraft vor ihnen stand. In ihrer Begleitung war ein großer Reinigungswagen, auf dem allerlei Reinigungsutensilien und Wassereimer ihren Platz hatten. Erleichtert nahmen die Söldner wieder ihre Hände von den Pistolenhalftern und ließen die Anspannung etwas weichen.

„Entschuldigen Sie bitte", eröffnete Michael das Gespräch und stand wieder vom Boden auf. „Wir wissen, dass das Museum geschlossen ist, wir sind hier im Auftrag des Gastkurators und wollten eigentlich eine geplante Sonderausstellung vorbereiten. Doch uns ging vor zwei

Tagen unser USB-Stick verloren, auf dem unsere Unterlagen gespeichert sind. Und er müsste eigentlich hier irgendwo hin gerutscht sein." Damit machte er eine ausladende Bewegung und deutete unter die verschiedenen Vitrinen.

„Sie dürfen aber um diese Uhrzeit nicht hier sein. Es ist geschlossen!", bekräftigte die Dame ihre Feststellung.

„Glauben Sie mir, wir wären doch nicht hier, wenn wir dazu keine Berechtigung hätten. Wie sollten wir denn hier rein kommen, ohne Code?"

„Vielleicht sollte ich meinen Boss anrufen", meinte die Frau, der doch etwas unwohl war.

„Ach was!", winkte Michael ab, ging auf die Frau zu und streichelte ihr mit der flachen Hand über den Oberarm. „Was meinen Sie, was das wieder für Wellen schlägt, und am Ende, am Ende sind Sie dann die Dumme, weil Sie nachgefragt haben und weil Ihr Boss von der Museumsverwaltung einen Einlauf bekommt, da er wissen müsste, dass wir hier sind und es nur verschlafen hat, seinen Mitarbeiterinnen Bescheid zu sagen. Das wollen wir doch alle nicht, oder? Wir können das Ganze ganz schnell vergessen, wenn ich meinen Stick suchen darf, und Sie einfach vergessen, dass wir da waren. So bekomme ich keinen Ärger, weil ich das Ding verloren habe und Sie nicht, weil Ihr Boss geschlampt hat."

Michael schaute sie mit einem treuen Hundeblick an.

„Da haben Sie eigentlich recht. Der hat sicher wieder geschlampt und uns das nicht gesagt, dass Sie hier sind. Aber Sie sehen auch etwas komisch aus mit ihren Tarnanzügen." Dabei deutete sie auf Thomas und seine Mannen.

„Ach das, das ist der neueste Schrei in Mailand. Ist hier in der Schweiz noch nicht angekommen, aber die nächsten Monate wird das sicherlich überall in den Straßen getragen", winkte Tintenklecks ab.

Um dies zu bestätigen, stellte sich Thomas etwas aufrechter hin, zog seinen Kragen nach oben und zupfte an seiner schusssicheren Weste. Alle lächelten ihr zu. Und bei einem der Söldner sah dies alles sehr gekünstelt aus.

„Das ist schon schick!", bestätigte die Putzfrau und nickte in Richtung von Thomas. Der blinzelte ihr als Reaktion auf das Kompliment zu.

„Ich weiß zwar nicht, was ein USB-Stick ist, aber ich habe unter dem Regal da beim Wischen das hier gefunden." Damit griff sie in ihre Brusttasche und zückte den kleinen, schwarzen USB-Stick heraus, den sie mit zwei Fingern nach oben hielt.

„Sie retten mein Leben!", lächelte Tintenklecks sie mit leuchtenden Augen an und nahm den Stick aus ihren Fingern. Wie einen Schatz wog er ihn in seiner Handfläche. „Toll, wir haben ihn endlich wieder! Vielen lieben Dank!"

„Junge Frau, wie können wir das wieder gut machen?", fragte Thomas mit einem Augenzwinkern.

„Ach, das war doch nichts Besonderes", winkte diese ab, „gern geschehen!"

Vor dem Alimentarium, in einer Parkbucht, schräg gegenüber vom Seiteneingang, warteten die anderen angespannt auf ihre Mitstreiter. Michael Niederer nahm jede Bewegung auf, die sich 100 Meter um sie herum ereignete. Genau so wie die Söldner, die bei ihnen waren, hatte er alles im Blick.

Ralf schlief neben ihm. Die Torturen der letzten beiden Tage waren nicht spurlos an ihm vorübergegangen.

„Schaut mal, da kommt ein BMW!", flüsterte Michael dem Fahrer zu. Der hatte durch den Rückspiegel das Fahrzeug auch schon bemerkt und kommentierte das Ganze mit einem: „Runter, duckt Euch!", das er auch noch in ein Mikro sprach, damit die anderen im zweiten Fahrzeug es hörten. Auch er duckte sich hinunter, sodass man von außen weder ihn noch jemanden seiner Begleitung sehen konnte.

Langsam schob sich der BMW an ihnen vorbei und sie sahen einen Lichtkegel an der Decke des Geländewagens, der hin und her schwenkte.

„Das sind diese Typen", wisperte Michael von der Rückbank.

„Ruhe!", flüsterte der Söldner vom Fahrersitz zurück.

Die Sekunden, die vergingen, bis das Fahrzeug endlich weiter fuhr, kamen allen wie etliche Minuten vor. Michael war zwar ruhig geblieben, aber er hatte solches Herzrasen, dass er vermutete, jemand, der außen vor dem Auto stehen würde, könnte seinen Herzschlag hören.

Uwe, der Söldner auf dem Fahrersitz, bewegte langsam und behutsam seinen Kopf nach oben und lugte dem BMW hinterher, der nun beide Fahrzeuge passiert hatte, und sich langsam davon bewegte.

„Das ist gerade noch einmal gut gegangen!", bellte er in sein Mikro und erhielt von seinem Kollegen Tom aus dem vorderen Wagen Bestätigung.

Sie wollten sich gerade wieder aufrecht hinsetzen, als Uwe sah, dass der BMW in einer flotten Bewegung drehte, beschleunigte und wieder auf sie zu kam.

„Scheiße, die kommen zurück!", war seine Reaktion, die er in das Mikrofon blies. Und als hätten ihre Verfolger es gehört, schalteten sie runter und kamen mit einem Affenzahn auf die beiden parkenden Geländewagen und mit eingeschaltetem Aufblendlicht, zugerast.

Wieder duckten sich alle Insassen darin, in der Hoffnung, dass sie noch ein weiteres Mal vorbei fahren würden.

Gleichzeitig entsicherten Uwe und Tom jedoch ihre Waffen und hoben sie in eine Bereitschaftsposition, die ein schnelles Handeln ermöglichte. Michael gab Ralf ein Zeichen, sich ruhig zu verhalten. Gleichzeitig versuchte Tom per Funk die Truppe im Alimentarium zu erreichen.

„Thomas, wir haben hier wahrscheinlich gleich ein Problem", meldete er den Vorfall kurz und ohne Umschweife.

„Roger, wir sind gleich da!", kam die prompte Antwort durch den Inear-Kopfhörer.

Mittlerweile war der BMW bei den beiden geparkten Wagen angekommen und bremste mit quietschenden Reifen ab. Die Türen schwangen auf und vier Mann stiegen, mit UZIs bewaffnet, aus dem Fahrzeug.

Die beiden Söldner waren bis in die letzte Faser ihres Körpers angespannt – nicht aus Angst – sondern weil sie einer nun immer möglicher werdenden Konfrontation mit höchster Präzision entgegen wirken wollten. Derweil kauerten sich die Zivilisten auf den Rücksitzen immer tiefer in die Fußräume der Geländewagen. Wieder schienen die Lichtkegel der Taschenlampen in das Fahrzeug, jetzt aber nicht von unten nach oben in Richtung Decke der Wagen, sondern ins Wageninnere, beleuchteten zuerst den Beifahrersitz, dann die

Rückbank. Mit einem Mal hörten alle Fahrzeuginsassen einige dumpfe Schläge, wie sie ein Schuss aus einer Feuerwaffe abgab. Alle zuckten zusammen, und in der Erwartung, dass auf sie geschossen wurde, schnellten die beiden Fahrer der Fahrzeuge nach oben, öffneten die Türen schlagartig und sprangen aus den Fahrzeugen. Doch die Schüsse galten nicht ihnen. Schnell realisierten Tom und Uwe, dass zwei der vier Angreifer aus dem BMW tot am Boden lagen. Wieder hörten sie Schusssalven und vernahmen auch, woher diese kamen. Auf der anderen Straßenseite zielten ihre Kollegen, hinter Bäumen in Deckung gehend, auf die Angreifer. Uwe und Tom nutzten die Gelegenheit, dass sich diese hinter ihrem Fahrzeug in Deckung wähnten, und den beiden Wagen keine Aufmerksamkeit mehr schenkten, um die beiden anzusprechen.

„Hände hoch!", brüllten beide ihnen zu. Doch diese wanden sich nur erschrocken um und setzten ihre Uzis an. Ein tödlicher Fehler, denn sobald Tom und Uwe dies sahen, feuerten sie aus ihren Pistolen und beide Angreifer wurde jeweils der Kopf nach hinten gerissen, bevor sie auf dem Asphalt wie zwei nasse Säcke zusammenklatschten.

„Situation gecheckt!", riefen Uwe und Tom laut aus, um ihren Kameraden zu signalisieren, dass die Gefahr gebannt war. Diese kamen nun aus ihrer Deckung heraus und liefen, mit Michael Tintenklecks und Wesley im Schlepptau, über die Straße.

„Beeilt Euch, wir haben nicht viel Zeit!", rief Tom ihnen entgegen. Und recht hatte er … schon konnte man Polizeisirenen hören, die näher kamen. Kaum waren alle an den Wagen angekommen, sprangen sie hinein. Uwe und Tom starteten die Motoren, die sich mit einem lauten Gebrüll zu Wort meldeten, und flohen blitzschnell über den tiefschwarzen Asphalt. Sie schlugen ein paar Haken, trennten sich in verschiedene Richtungen und fuhren möglichst schnell aus der Stadt hinaus.

Als die Polizei zum Alimentarium kam, fanden sie vier Leichen einer privaten Wachtruppe, die um einen dunklen BMW herum lagen.

BERLIN, BER

Kathy hatte ihr Handy am Ohr und redete bereits einige Zeit auf die junge Frau am anderen Ende der Leitung ein.

„Es ist wirklich wichtig, ich würde nicht anrufen, um Ihnen oder Ihrem Boss auf den Zeiger zu gehen, wenn ich nicht stichhaltige Beweise hätte, die ihm weiterhelfen können. Aber ich kann dazu weder am Telefon etwas sagen, noch kann ich Ihnen dazu eine Email schicken. Es ist gefährlich genug, mit Ihnen zu telefonieren. Ihr Boss muss hier vorbei kommen!"
Sie wartete kurz und hörte ihrem telefonischen Gegenüber zu.
„Sie haben meine Handynummer, bitte leiten Sie diese an ihn weiter, Herr Tintenklecks wird sich ganz sicher freuen, wenn er mir zuhört. Ich bitte Sie, aber ich kann nicht ewig warten."

Dann legte Kathy wieder auf, schaute noch lange ihr Handy an, als wenn sie es beschwören wollte, zu klingeln. Dann legte sie es auf die Seite und atmete tief ein.
„Ha! Ich habe es gewusst!", ertönte eine Männerstimme hinter ihr.
Kathy fuhr sofort herum und ihr Herz raste vor Anspannung. Hatte sie jemand belauscht? Dann war sie erledigt, das wusste sie schon jetzt!

Als sie jedoch sah, wer hinter ihr stand, atmete sie beruhigt und lange aus.
„Puuuuh, Eduard, Du Mistkerl! Du kannst mich doch nicht so erschrecken! Ich habe gerade mit dem Büro von Michael Tintenklecks telefoniert und ihm unsere Story angeboten. Wenn die mich entdeckt hätten … nicht auszudenken!"

„Warum machst Du das auch hier an Deinem Arbeitsplatz? Hier sitzt Du ja wie auf dem Präsentierteller!"

„Aber hier fällt es auch am wenigsten auf."

Stimmt, da hatte sie wohl recht.
Eduard nahm ihre beiden Hände und drückte sie behutsam.

„Schatz, was hat er denn gesagt?"

„Gar nichts! Es war nur seine Sekretärin dran, Herr Tintenklecks wäre auf Recherchereise und sie wisse nicht, wann er wieder zurück wäre."

„Hast Du ihr gesagt, um was es geht?"

„Natürlich nicht. Ich kann doch am Telefon keine Details ausplaudern, wenn nur die Sekretärin dran ist. Dafür ist das zu brisant."

Kathy hob empört die Augenbrauen, was Eduard gleich richtig deutete.

„Sorry, Du hast ja recht", entschuldigte sich der.

„Sie gibt ihm Bescheid, und er wird sich hoffentlich bald bei mir telefonisch melden."

„Besser als nichts, das hast Du gut gemacht."

„Danke, hoffen wir, dass er sich bald meldet, mir geht nämlich der Hintern auf Grundeis. Jetzt, da ich Gewissheit habe und auch noch weiß, wer da mit verstrickt ist, und welche Wellen das werfen wird, möchte ich am liebsten heute schon aus dem BER weg."

Kathy schaute Eduard mit einem mitleidvollen Blick an. „Schatz, ich habe Angst!"

Der umarmte sie nun und drückte sie fest an sich. „Keine Angst, ich bin ja auch noch da", versuchte Eduard, sie zu beruhigen.

„Schön, dass Ihr Lebensgefährte nun hier ist, um Sie zu unterstützen, nicht wahr?", piepste eine zarte Frauenstimme und unterbrach damit das traute Beisammensein. Beide ließen voneinander ab und drehten sich erschrocken in die Richtung, aus der die Stimme kam.

„Linda!", rief Kathy erstaunt und mit einem ängstlichen Unterton der Frau, die im Türrahmen lehnte, entgegen. „Wie lange stehen Sie schon da?"

„Lange genug, meine Süße! Lange genug!" Linda Warrington räusperte sich und trat vom Türrahmen weg, in das Büro hinein.

„Ihr beiden Turteltäubchen. Kathy, ich verstehe zwar, dass Du Deinen Mann vermisst hast, aber Du sollst an unserem Problem arbeiten. Dort draußen sterben Menschen und Du turtelst hier herum." Der süße Tonfall war einem eher geharnischten gewichen.

„Ja natürlich, Linda", stotterte Kathy, die rot anlief wie eine 16jährige, die gerade von der Mutter beim Knutschen erwischt worden war. „Ähm, darf ich vorstellen? Das ist Eduard, mein Verlobter", stellte sie ihren Schatz vor.

Linda streckte ihre Hand aus, und als Eduard diese ergriff, hauchte sie nun wieder engelszart: „Linda Warrington, ist mir ein Vergnügen Sie kennenzulernen."

Während Kathy mit etwas verängstigtem Blick das Szenario beobachtete, klingelte ihr Handy. Sie schaute auf das Display – unbekannte Nummer.
Da sie zögerte das Gespräch anzunehmen, sagte Linda nach einer Weile: „Gehen Sie doch ran, Kathy."

Das tat sie dann auch und wechselte schlagartig die Gesichtsfarbe von sanftem Rot in ein bleiches Weiß.
Sie wendete sich ein wenig ab und flüsterte in ihr Handy: „Hallo Herr Tintenklecks. Das ist sehr nett, dass Sie anrufen, ähm," stotterte sie, „aber momentan … ist es … etwas ungünstig."
Kathy schaute verlegen rüber zu Linda und Eduard, die sich unterhielten und sie gar nicht beachteten.
„OK, in einer Stunde? Ich danke Ihnen!" Dann legte sie auf.

„Etwas Wichtiges?", fragte Linda, nachdem Kathy wieder zu ihnen gestoßen war.
„Ähm … nein, nichts Wichtiges!", lächelte sie ihrer Kollegin entgegen.
„Und Ihr habt Euch schon ein wenig ausgetauscht?"

VEVEY,
AUSSERHALB DER STADT

Ein wenig abseits der Stadt hatten sie auf einem ehemaligen Betriebsgelände einer Ziegelei, das heute brachlag, einen sicheren Unterschlupf gefunden. Hier war der Pflanzenbewuchs derart, dass man von der Straße aus, nicht in das Gelände einsehen konnte. Eine an einer Seite offene Lagerhalle diente ihnen als Unterstand. Dort standen ihre beiden Geländewagen und auch der Porsche Cayenne, den Tintenklecks mittlerweile wieder abgeholt hatte – so geparkt, dass sie gleich in Fahrtrichtung standen.

Aus herum liegenden Paletten hatten sie sich provisorisch Sitzflächen und eine Art Tisch gebaut, indem sie diese einfach übereinanderstapelten, bis sie die gewünschte Höhe erreicht hatten. Dort saßen nun sowohl Tintenklecks und seine Leute als auch Thomas mit drei seiner Truppe. Uwe und Tom hielten an der Zufahrt zum Gelände versteckt Wache.

Michael Tintenklecks hatte gerade ein Telefongespräch beendet, bei dem er sich einige Notizen gemacht hatte und nun seinen Laptop vor sich auf dem provisorischen Tisch aufgeklappt.

„Wer war das?", wollte Wesley neugierig wissen.

„Das war eine Virologin am BER, die angeblich an der Klärung arbeitet, woher das Ebola-Virus kommt und wie es so mutieren konnte, dass es dermaßen aggressiv und ansteckend ist. Sie ist bei ihren Forschungen auch einigen Ungereimtheiten auf die Spur gekommen. Mehr wollte sie am Telefon nicht sagen, aber sie will sich dringend mit uns treffen, wenn wir wieder in Deutschland sind. Aber dazu später mehr."

Nun widmete er sich wieder dem Laptop zu, steckte den USB-Stick in einen entsprechenden USB-Port und wartete gespannt.

„Gleich werden wir erfahren, was so wichtig ist, um Menschen umzubringen!"
Alle schauten gespannt auf den Laptop und warteten darauf, was der USB-Stick an Geheimnissen preisgab.

Dann klappte ein Fenster auf mit etlichen Dateinamen versehen. Eine Datei war mit „Projekt X430" gekennzeichnet, andere mit „Projekt X428" oder „Projekt X429" und anderen Kürzeln.

„Projekt X430, das ist mir schon einige Male nun begegnet. Schauen wir dort gleich mal rein!", bemerkte Michael Tintenklecks und deutete mit dem Finger auf die entsprechende Datei und klickte sie danach an. Wieder öffnete sich ein Fenster und Dutzende an weiteren Dateien und auch Fotos erschienen. Es dauerte mehr als zwei Stunden, bis sie alle Dateien durchgesehen und überflogen hatten. Eine weitere, bis sie die Wichtigsten gelesen hatten. Nach und nach wich die Neugier auf den Gesichtern der Fassungslosigkeit, die sich breitmachte.

Nach diesen Stunden klappte Michael den Laptop zu, fuhr sich mit der Hand über das schweißgebadete Gesicht und atmete in einem tiefen Zug geräuschvoll aus.

„Das kann doch nicht wahr sein, oder?"

Sie waren alle erschüttert und konnten es nicht fassen, was sie soeben gesehen und gelesen hatten. Teilweise hatte Michael die wichtigsten Passagen laut vorgelesen.

„Was machen wir nun damit?", wollte Michael Niederer wissen.

„Wenn das wirklich so ist, dann können wir es ganz sicher nicht aufhalten. Das ist ein viel zu mächtiger Gegner und wir haben quasi gar keine Mittel dagegen."

„Da habt Ihr Recht", flüsterte Michael Tintenklecks schon fast resignierend, „aber irgendetwas müssen wir tun. Wesley, Ralf und ich, wir sind Journalisten, wir müssen wenigstens die Menschen dort draußen informieren!"

„Ja, aber stimmt das alles so?", bohrte Wesley nach, „die Dokumente sehen zwar authentisch aus, aber wir müssen das auf jeden Fall noch irgendwie prüfen, bevor wir hier solche Anschuldigungen bringen."

„Stimmt!", alle nickten und stimmten Wesley Horaeb zu.

„Ihr müsst auf jeden Fall hier weg!", brummte Thomas, „hier ist es zu gefährlich, direkt in der Höhle des Löwen. Und auch wir können nicht immer für Euch da sein. Auch wenn dies längst nicht mehr zu unserem Auftrag gehört, und wir uns einig sind, dass wir Euch da unterstützen müssen. Das ist ein zu heißes Eisen. Und vor allem sind wir in einer gewaltigen Zwickmühle."

„Warum? Was ist los?", wollte Gerrit wissen.
„In diesem Techtelmechtel aus Konzernen und Regierungen sind auch Auftraggeber unseres Unternehmens mit dabei."
Tintenklecks zog die Augenbrauen erschrocken nach oben, und auch Gerrit wich etwas erschrocken zurück.
„Keine Angst! Wir werden Euch nicht verpfeifen und wir werden das auch nicht unterstützen. Trotzdem können wir Euch nicht länger den Rücken frei halten. Ich schlage vor, wir bringen Euch noch an die Grenze, und wenn Ihr wieder in Deutschland seid, dann seid Ihr auf Euch alleine gestellt. Und wir halten uns bedeckt."
„OK, das ist fair!", folgerte Wesley.
„Verdammt! Das ist doch alles Scheiße!", fluchte Thomas nun nochmals hinterher und warf seine Schirmmütze auf den provisorischen Tisch.
„Es kann doch nicht sein, dass wir für solche Tiere arbeiten!"
„Na ja, das sind riesige Konzerne und eben auch Staaten, nicht jeder, der für die arbeitet, ist auch automatisch über alles informiert, was die tun oder stimmt dem allem automatisch zu" versuchte Wesley ihn zu beruhigen.

Währenddessen wählte Michael Tintenklecks die Nummer seines Büros in Frankfurt.
Nach kurzer Wartezeit meldete sich Stefanie Faulner.
„Guten Appetit!", kommentierte Michael den Fauxpas seiner Sekretärin. „Ich hoffe, Du gehst nur bei mir mit vollem Mund ans Telefon."
„Tut mir echt leid, Michael, aber ich habe gerade ein echt leckeres Vollkornbrötchen mit Quark und Gartenkresse vor mir liegen, und ich wollte Dich doch nicht unnötig warten lassen."
„Stefanie, mit Deiner süßen Art machst Du alles wieder wett", kommentierte Michael ihre Ausrede.
„Hör mal zu, wir sind da auf etwas wirklich Erschreckendes gestoßen, mehr kann ich dazu am Telefon nicht sagen. Aber bitte recherchiere mal ein wenig und mach mir eine Liste mit allen Molkereiprodukten, die

irgendwie im Westing-Konzern vertrieben oder hergestellt werden. Alle! Durchweg alle! Und dann mailst Du mir diese Bitte umgehend. Wir fahren nun nach Berlin und treffen uns mit dieser Frau Bachmann."

„OK, Klecksi, mach ich. Aber was ist denn mit den Sachen von Westing? Da gehört doch auch Durona dazu, oder?"

„Ja, die gehören auch dazu, warum?"

„Na ja, mein Quarkbrötchen … der Quark, den ich da so gerne drauf hab, der ist auch von Durona, soll ich das vielleicht nicht mehr essen?", dabei schaute Stefanie leicht skeptisch auf das angebissene Brötchen in ihrer Hand und drehte es, so als ob sie erkennen könnte, ob irgendetwas „Schlechtes" daran wäre.

„Um Himmels willen!", rief Michael in das Handy, „Iss das bloß nicht! Und nichts mehr von Westing. Bitte versprich mir das!"

Sofort warf Stefanie das halbe Brötchen in hohem Bogen auf den Teller, der vor ihr stand.

„Was ist damit? Ich habe schon die Hälfte gegessen. Und ich esse das jeden zweiten Tag!"

Michael wechselte die Farben im Gesicht. Ihm kamen ganz dunkle Gedanken, die er Stefanie aber nicht erzählen konnte. Die Umstehenden schauten auch schon aufgeregt zu ihm, weil sie wissen wollten, was passiert war.

„Stefanie, da passiert jetzt nichts, aber Du musst mir versprechen, das nicht mehr zu essen. Und alles, was Du findest und Du auf diese Liste setzt, das alles darfst Du nicht mehr essen! Versprich es mir!"

„Ja natürlich! Ich verspreche es Dir. Aber mir ist schon ein bisschen flau im Magen nun …"

„Du brauchst jetzt keine Angst haben", flunkerte Michael seine Sekretärin an, obwohl er schon das Schlimmste befürchtete, „das ist nur sicherheitshalber. Ich erkläre es Dir, wenn wir wieder da sind. Ich denke wir werden übermorgen wieder in Frankfurt sein. Mach dich bitte gleich an die Liste und lass alles andere liegen. Das ist jetzt wichtig!"

„OK, ich mach mich gleich dran, mein Frühstück ist ja nun ausgefallen." Stefanie versuchte sich ein Lächeln abzuringen, aber wenn Michael ihr verboten hat, weiter zu essen, musste etwas Ekliges mit den

Produkten von Westing passiert sein. „Wer weiß, was er und Wesley wieder herausgefunden haben", dachte sie sich, als sie den Hörer auflegte.

„Scheiße! Kommentierte Michael das Telefonat, als er seine Hand, in der er das Handy hielt, wie betäubt langsam heruntersacken ließ.
„Was ist denn los?", fragte ihn Gerrit, und auch die anderen waren neugierig näher gekommen.
„Stefanie hat gerade Durona-Quark gegessen, als wir telefonierten. Das Zeug ist auch von Westing."
„Oh Mann!", kommentierte Gerrit und ein Raunen ging durch die Gruppe.
„Wir müssen unsere Familien anrufen!" Michael Niederer fingerte aufgeregt nach seinem Handy. Und einige andere, selbst die Söldner, die sonst so cool wirkten, taten das Gleiche.

BERLIN, BER

„Sie sind schon auf dem Weg? Das ist ja klasse! Dann rufen Sie noch einmal an, wenn Sie in der Stadt sind, wir kommen dann zu Ihnen!" Kathy strahlte, als sie das Telefonat beendete. Eduard, der ihr am Schreibtisch gegenübersaß, fragte aufgeregt nach: „Und, wann sind sie da?"

„Heute Abend werden Michael Tintenklecks und seine Crew schon in Berlin sein. Wir werden uns dann irgendwo in der Stadt treffen. Nur wo?"
Katharina grübelte und fasste sich dabei in Gedanken an ihr Kinn.
„Sollen wir einen öffentlichen Platz wählen? Oder uns lieber in einen abgeschlossenen Raum zurückziehen? Ich könnte uns ein Zimmer buchen", schlug Eduard vor.

„Ich glaube bei der Brisanz wäre ein Zimmer am besten, oder?" Kathy war sich nicht wirklich sicher.

Eduard holte zwei Milch-Müsli-Riegel aus seiner Jackentasche, packte einen aus und reichte ihn Kathy.

„Nein danke! Ich hab keinen Hunger, iss Du den für mich mit. Ich kann nichts essen, wenn ich angespannt bin."

„Aber die sind lecker, die sind von Durona. Teures Zeug, aber ich kann mich da reinsetzen, so gut sind die. Ich habe heute schon vier Stück gegessen", lächelte Eduard seine Freundin an.

„Du bist aber auch ein Vielfraß! Hauptsache süß und milchig, Du hast doch heute Morgen schon zwei dieser Schüttel-Shakes getrunken. Woher hast Du das viele Zeug überhaupt? In der Kantine gibt es nur Billigfutter, da gibt es nichts von Durona", lachte Kathy und schüttelte ein wenig den Kopf. Ihr war es schon immer ein Rätsel, wie Eduard, dieses Süßmaul, diese Millionen an Kalorien zu sich nehmen konnte, ohne auch nur ein Gramm zuzunehmen.

„Deine Kollegin, die Linda Warrington, die hat mir zur Begrüßung einen ganzen Korb davon gebracht. Lauter leckere Sachen von Durona. Wenn ich nicht wüsste, was Du auch weißt, dann würde ich sagen, die ist eigentlich ganz nett."

„Nett ist sie. Aber das entschuldigt ja nicht, was wir herausgefunden haben."

„Stimmt!", folgerte Eduard, und schob sich den Rest des Riegels in den Mund, packte dann sogleich den Zweiten aus, um ihn nachzulegen.

„Also, Zimmer oder Restaurant?", fragte er mit vollen Backen und glücklichem Gesichtsausdruck.

„Ich glaube wir gehen ins Restaurant. Aber Du hast dann bestimmt keinen Hunger mehr, oder?"

„Oh doch!", wehrte sich Eduard schnell, nachdem er eilig runter geschluckt hatte, „Ich hab doch heute Abend Hunger, das hier ist doch nur ein Snack!"

Wieder schüttelte Kathy den Kopf, dieses Mal aber mit einem gutmütigen Lächeln. Sie spürte ganz tief in ihrem Herzen, wie sehr sie diesen Mann liebte und in den letzten Wochen vermisst hatte. Niemand sollte sie mehr trennen können. Da war sie sich sicher!

Am späteren Abend saßen Eduard und Katharina im Viethaus, einem der quirligen Szenerestaurants Berlins. Hier, in Berlin Mitte, saßen sie wirklich an einem belebten Ort und waren, so empfand es Kathy jedenfalls, etwas sicherer als in einem abgelegenen Hotelzimmer. Das Viethaus war ein vietnamesisches Restaurant, das den asiatischen Stil in den Möbeln und der Dekoration widerspiegelte. Allerdings nicht kitschig, wie dies oft in asiatischen Restaurants der Fall ist, sondern auf eine etwas modernere Art. Auch die Küche war hier eine Mischung aus Moderne und Tradition. Immer wieder wurden hier auch Events durchgeführt und regelmäßig legen DJs im Viethaus auf und verwandeln das Restaurant in eine Szene-Bar. In vielen Städten der Republik hatte man, um eine allgemeine Panik wegen des Ebola-Virus zu verhindern, das Ausgehverbot wieder aufgehoben. Zwar griff die Seuche immer noch um sich, doch man wollte damit eine gewisse Normalität vortäuschen. Die Menschen sollten Ablenkung suchen, indem sie ihren Freizeitaktivitäten nachgingen. Zwar mit Bedacht, und deswegen wurden sie auch in großformatigen Plakaten, Beratungsgesprächen und TV- und Radio-Werbespots aufgeklärt, aber die Menschen sollten eben die Lager und das Elend darin verdrängen und nicht mehr so auf die Barrikaden gehen. Und seitdem man diese Regelungen gelockert hatte, waren die Demonstrationen auch weniger geworden. Die Masche zog!

Kathy hatte mit Michael Tintenklecks vereinbart, dass er sich beim Servicepersonal des Restaurants nach dem Tisch für Swindon erkundigen sollte und diese ihn dann zu ihnen führen würden.
Und nach einer halben Stunde kam dann auch die freundliche vietnamesische Servicekraft auf sie zu, in ihrem Schlepptau waren fünf Männer, von denen zwei mit blauen Flecken im Gesicht und kleinen Platzwunden, die am Abheilen waren, gezeichnet waren. Durchweg alle sahen blass und angegriffen aus. Als wenn sie schon einige Nächte durchgemacht hätten.

„Michael Tintenklecks!", begrüßte einer der schwer gezeichneten Männer Kathy und Eduard und stellte dann seine Begleiter vor. Der zweite Mann mit Schrammen und blauen Flecken im Gesicht, der sich als Ralf Meinhardt vorstellte, zückte sogleich seine Kamera und bat darum, ein paar Aufnahmen von Kathy und Eduard, aber auch von dem Treffen an sich zu machen. Beide stimmten dem zu. Schließlich waren sie es ja gewesen, die Tintenklecks und seine Crew als Journalisten eingeschaltet hatten. Nun mussten sie da durch. Egal welche Konsequenzen sie mit ihrem Entschluss tragen mussten.

Nachdem sie auf den gemütlichen Stühlen Platz gefunden hatten, folgte etwas Small Talk, um sich ein wenig besser kennenzulernen. Michael Tintenklecks wollte wissen, wie sie denn überhaupt auf ihn gekommen waren, und freute sich sehr, dass sie gerade ihn ausgewählt hatten. Und umgekehrt wollte er natürlich wissen, mit wem er es hier wirklich zu tun hatte. Bisher wusste er ja reichlich wenig von den Beiden.
Kathy erzählte dann, dass sie direkt auf ihn kam, da er in der Blind-Zeitung diesen riesigen Artikel hatte. Und da ihre Entdeckung auch mit Ebola zusammenhing, war es ihr sofort klar, dass er, der so viel Mut bewiesen hatte, indem er den Artikel veröffentlichte, der richtige Ansprechpartner wäre.
Michael erzählte dann auch, dass gerade dieser Artikel viel Aufruhr brachte, und sogar Anschläge auf sie ausgeübt wurden, nachdem er erschienen war.

Danach bestellten sie erst einmal etwas zu essen. Michael und seine Getreuen waren regelrecht ausgehungert. Sie bestellten aus der Karte des Viethauses einige vietnamesische Klassiker und Spezialitäten. Während des Essens kam Kathy dann auf den Punkt und fing an, ihre Story zu erzählen.
Anfangs davon, dass ihr bei ihrer Arbeit auffiel, dass es niemanden im BER gab, der an Ebola gestorben war. Dann sprach sie über das ominöse Gespräch mit General Alexander Weidenfeller, die Begegnungen mit Linda Warrington und die Anrufe, die sie bekommen hatte, und auch die Karte mit der Aufforderung weiter zu suchen. Michael ließ das ganze Gespräch über ein Aufzeichnungsgerät laufen. Er hakte immer wieder nach. Gerrit und Michael Niederer erkannten viel von dem, was Kathy sagte wieder, und griffen auch in das Gespräch ein. Das war zwar irgendwie störend, aber in dieser Sache brachte es auch die ein oder andere Erkenntnis. Letztendlich waren sie

sich einig, dass es Daniel Klein war, der die Anrufe bei beiden tätigte, die zum Weitermachen und zum Suchen animierten. Die Drohungen kamen sicher aus einer anderen Richtung.

„Wenn die nicht sogar von unseren Schweizer Freunden kamen!", folgerte Michael Niederer.

Dann erzählte Kathy von den Proben, die sie genommen hatte, und die verschwunden waren. Der Suche von Eduard nach Hinweisen auf deren Verbleib, und seinem Erfolg, den er dahin gehend aufweisen konnte.

Auch Eduard nahm nun die Möglichkeit wahr, und beteiligte sich am Gespräch. Er schilderte alle Details, die er herausgefunden hatte und sie präsentierten Tintenklecks einige Ausdrucke, die bewiesen, dass die Proben sehr wohl untersucht worden waren, und die auch die anderen Dinge belegten, die sie herausfanden. Nach und nach klärte sich vieles auf, und Michael Tintenklecks bekam immer mehr Steinchen in seinem Puzzle, das er gerade zusammensetzte.

Nach zweieinhalb Stunden Gespräch fasste er zusammen:

„Also kann man anhand der Beweise, die Ihr zusammengetragen habt, sagen, dass Linda Warrington der Kopf der Verschwörung innerhalb des BER ist."

„Genau! Sie hat die Kontakte zu den Regierungen der USA, England und Frankreich, die diese Sache zusammen unterstützt haben. Und das alles ist als „Task-Force X430" oder „Projekt X430" intern benannt", bestätigte Kathy noch einmal die Kurzfassung.

„Der afrikanische, ursprüngliche Ebola-Erreger wurde im Auftrag dieser drei Regierungen modifiziert, damit er um ein Vielfaches tödlicher ist, als das Ursprungsvirus. Herausgekommen ist ein Virus, das zwar auch oral übertragbar ist, nicht wie viele schon vermutet haben, durch die Luft, aber eben innerhalb sehr kurzer Zeit verheerenden Schaden anstellt, und die Menschen in einer fürchterlichen Art und Weise ums Leben bringt."

„Aber wie wird denn das Virus nun genau übertragen?", wollte Wesley wissen.

„Die Übertragung erfolgt eigentlich ähnlich wie beim ursprünglichen Erreger. Durch den Kontakt zu Körperflüssigkeiten. Aber auch durch den oralen Weg. Das bedeutet, wenn jemand das Virus in ein Lebensmittel gibt, und ein anderer dieses isst, ist die Übertragung damit vollzogen und es gibt kein zurück mehr! Der Krankheitsverlauf ist zu 100% tödlich."

Alle schauten Kathy mit großen Augen an. Und Michael hakte nach: „Gibt es denn Ihrer Meinung nach Kontakt zu beispielsweise Lebensmittelkonzernen, die das Virus in Umlauf gebracht haben?"

„Lebensmittelkonzerne?" Linda schaute erschrocken. „Das wäre ja eine Katastrophe! Nein, ich weiß nichts davon. Wir haben keinen Bezug dahin gehend feststellen können."

„Na ja, wenn man sich anschaut, wie viele Tote und Infizierte wir weltweit haben, die niemals mit anderen Infizierten zu tun hatten, muss das Virus dann auch wirklich oral verbreitet worden sein, und dies geschieht dann doch am einfachsten über Lebensmittel. Und da dies weltweit geschieht, und die Gefahr bei der Einbindung vieler verschiedener Lebensmittelhersteller zu groß ist, dass jemand zur undichten Stelle wird, wäre es am sinnvollsten, wenn man einen Konzern findet, der weltweit aktiv ist, und Mittel und Wege hat, das Virus entsprechend umzusetzen und freizusetzen."

Katharina und Eduard schauten Michael Tintenklecks mit großen Augen an. Seine Schlussfolgerung war ebenso genial wie einfach und es musste einfach so sein!

„Sie haben recht, aber wer könnte das gewesen sein?"
„Kennen Sie den Westing-Konzern?", fragte Wesley.
„Aber sicher doch, das ist der größte Lebensmittelkonzern der Welt …", weiter kam Kathy nicht, denn sie riss wieder die Augen auf und stockte im Satz. „Westing?"

„Ja, wir haben Beweise, dass Westing im Auftrag der Regierungen der USA, England und Frankreich und einiger bedeutender, sprich reicher, Leute im Hintergrund das Virus über Milchprodukte des Westing-Konzerns, angefangen bei Milchpulver bis hin zu Pudding oder Milchriegel, Quark oder Buttermilch - Milchprodukte egal welcher Art - in den Wirtschaftskreislauf gebracht hat."
„Du liebe Güte, Westing?", rief Eduard erschrocken und sah seine Lebensgefährtin an. „Das ist unglaublich!"

„Aber wohl wahr! Und Ihre Schilderungen und Beweise für das Mitwirken dieser Linda Warrington passt auch genau in das Puzzle, das wir seit Wochen zusammensetzen."

„Aber warum? Warum macht man so etwas?", fragte Kathy.

„Es geht um Geld, Afrika soll weitgehend entvölkert, und die Weltbevölkerung auf ein „wirtschaftlich erträgliches Maß" reduziert werden. Das haben wir sogar schwarz auf weiß!", erklärte Wesley.

Eduard rieb sich sichtlich unwohl den Bauch und den Hals.
„Was ist denn los?", wollte Kathy wissen und beobachtete ihn skeptisch.

„Honey, mir geht es gar nicht gut", bemerkte er.
„Ich weiß, das ist der Schock und die Aufregung jetzt", bemerkte Gerrit.
„Nein, das ist …", nun hustete Eduard einige Male kräftig, „… das ist irgendwie … etwas anderes."
Wieder hustete er und würgte und ihm lief großflächig Schweiß von der Stirn.
Kathy hielt ihre flache Hand auf seine Stirn.
„Du liebe Güte, Du bist kochend heiß, und der Schweiß ist eiskalt!"

Ein erneuter Hustenanfall brachte Eduard zum Erbrechen. Er versuchte zwar noch, aufzustehen, und zur Toilette zu laufen, schaffte es doch nicht mehr. In einem großen Bogen ergoss sich eine zähe Flüssigkeit aus Blut und einem grünlich-gelben Schleim aus seinem

Rachen auf den Fußboden des Restaurants. Alle in seiner Nähe rückten instinktiv ein wenig mit ihren Stühlen zurück. Und Gerrit rief laut: „Ogott!"

„Durona ...", stammelte Eduard, während Kathy langsam panisch wurde, „... Durona gehört auch zu Westing, oder?"
Kathy wurde noch bleicher als sie es jetzt schon war und schaute in die Runde der Journalisten.

„Eduard hat von Linda Warrington gestern einen Präsentkorb mit Milchriegeln und anderem Zeug von Durona bekommen."

„Ach du liebe Güte!", rief Michael Niederer laut aus. „Hat die doch gewusst, was Ihr herausgefunden habt? Und warum nur er?"

„Ich stehe nicht auf das Zeug, Eduard schon", rief Kathy mit einem panischen Unterton. „Eduard!"

Doch der war schon in einem deliriumähnlichen Zustand. Mittlerweile lief Blut aus seinen Augen und den Ohren. Immer wieder musste er husten und erbrach den blutigen Schleim.
Das Servicepersonal rannte umher und versuchte, die anderen Gäste zu beruhigen und der Restaurantleiter kam zu ihnen, um zu retten, was zu retten war.
„Ich habe den Notarzt gerufen", bemerkte er. Doch das war schon zu spät. Eduard bäumte sich auf und wieder prasselte eitriger Blutschleim auf die Möbel des Restaurants. Er hustete und keuchte, bekam kaum noch Luft und innerhalb kürzester Zeit brach Eduard Swindon tot zusammen und lag in einer riesigen Pfütze aufgelöster Innereien, die er vorher ausgespien hatte.

Durch die großen Fenster des Viethauses sahen Wesley und Michael Niederer drei Schweinwerferpaare mit hoher Geschwindigkeit auf sie zukommen. Zuerst dachten sie, dass es sich um den Notarzt handeln könnte, doch dann bemerkten sie, dass diese Fahrzeuge überhaupt kein Blaulicht hatten. Und auch Martinshörner waren nicht zu hören. Es waren drei große BMW-Limousinen. Solche, wie sie schon in Vevey verfolgt hatten.

Als dann ein Dutzend bewaffnete Männer in das Restaurant stürmten und die anderen Gäste dazu aufforderten, hinauszugehen, sprangen Michael Tintenklecks und seine vier Begleiter auf. Wesley schaute sich kurz um und entdeckte den Eingang zur Küche.

„Kommt, hier raus!", rief er den anderen zu, die ihm sofort folgten.

Tintenklecks nahm Kathy, die immer noch neben Eduard kniete am Arm, und zog sie nach oben.

„Komm, wir müssen gehen!", rief er ihr zu.

Kathy war vollkommen benommen und stammelte nur: „Aber Eduard, ich kann nicht gehen, Eduard braucht mich."

„Eduard kann niemand mehr helfen, aber die dort …", damit zeigte er auf drei der bewaffneten Männer, die sich durch das Getümmel zu ihnen durchwanden, „… die dort werden uns alle umbringen, wenn sie uns erwischen, die sind von Westing."

Katharina Baumann schaute verblüfft zu der Stelle, auf die Michael mit dem Finger deutete, und bemerkte erst jetzt, dass dort wirklich bewaffnete Männer waren, einige direkt im Anmarsch auf sie zu.

Michael zog sie nun kräftiger am Arm, packte sie dann an den Schultern und schob sie vor sich her.

„Eduard!", schrie Kathy nun aus voller Brust und ihr liefen Tränen übers Gesicht.

Michael hatte seine liebe Mühe, sie von der Stelle zu bewegen, gab aber nicht auf. Denn er wusste, dass sie eine wichtige Zeugin war, und dass er es nicht verantworten konnte, diese zu verlieren.

Schon waren zwei der Männer vor ihnen und wollten der beiden habhaft werden. Geistesgegenwärtig schnappte sich Michael einen der beiden übergroßen, etwa 1,50 m hohen, silberfarbenen und fünfarmigen Kerzenständer, nahm ihn in beide Hände und wehrte die Angriffe der beiden ab.

Mit einem Schlag auf die rechte Schläfe knockte er einen der beiden aus, der andere versuchte seine Waffe, die ihm an einem Riemen um den Hals hing, zu zücken, da schlug Michael mit dem anderen Ende

des Kerzenständers an den Arm des 1,90m-Riesen und ihm danach mit der wiederum anderen Seite ins Gesicht.
Kathy stand nur tatenlos da und schaute sich das Szenario an. Sie war vollkommen mit der Situation überfordert.

Michael sah, dass beide Angreifer auf dem Boden lagen, und warf dem dritten Angreifer mit voller Wucht den Kerzenständer, der gute 20 Kilo wog, entgegen. Der versuchte auszuweichen, stolperte aber über Eduard, dessen Leichnam am Boden lag, und kippte nach hinten. Nach ein paar Metern des Taumelns fiel der rückwärts auf einen Glastisch und eine große Bodenvase, die dort zur Zierde standen. Beide zersprangen in Hunderte Teile und der Mann war ebenso erst einmal außer Gefecht gesetzt. Dass dies nicht lange vorhalten würde, und auch noch die anderen Männer im Haus waren, nahm Michael sofort wahr, schnappte sich wieder Kathy, zerrte sie nun etwas heftiger, und verschwand mit ihr in der Küche des Viethauses.

Während die große Schwingtür hinter ihm zuschlug, hörte er einen lauten Knall, der ihm sehr bekannt vorkam. Schon wieder schoss man auf ihn und eine Kugel war in die Schwingtür eingeschlagen.
Das leider mittlerweile zu bekannte Geräusch spornte Michael an, noch schneller zu werden. Er schob Kathy geradezu vor sich her und schrie sie regelrecht an, um sie wieder zu Besinnung kommen zu lassen. Immer wieder brabbelte sie unverständliche Worte vor sich hin, das Einzige, was er verstand waren zwei Namen: Eduard und Linda.

Während sich Michael im Viethaus mit seinem überdimensionierten Kerzenleuchter in Bruce-Lee-Manier gegen gleich drei bewaffnete Verfolger gewehrt hatte, nutzte Wesley die Zeit, rannte zum unweit geparkten Fahrzeug und hatte es direkt zum Hintereingang gefahren. Bis auf Wesley waren alle schon eingestiegen und der Motor lief. Wesley wollte gerade wieder durch die Hintertüre in die Küche, als diese aufschwang und Michael mit Kathy im Schlepptau herauskam.
„Wes, schnell, die sind direkt hinter mir und sie sind wieder schießwütig!"
Gerrit öffnete die rechte hintere Tür von innen damit Kathy einsteigen konnte. Immer noch war sie regelrecht benommen und musste quasi

von Wesley in den Font des Fahrzeuges hineingeschoben werden. Michael sprang regelrecht auf den Beifahrersitz, und während Wesley dabei war, um das Auto herum zu laufen, stieb die Hintertür des Viethauses wiederum auf. Heraus kamen sechs bewaffnete Männer, die beim Anblick des Cayenne sofort ihre automatischen Gewehre anlegten und losfeuerten.

Schon schlugen die ersten Kugeln in das Fahrzeug an deren rechter Seite ein. Die Wucht war so groß, dass sie die Karosserie sofort durchschlugen und durch das Wageninnere kamen. Wesley ließ den Motor aufheulen und gab Vollgas! Eine Staubschicht hinter sich herziehend, raste er die schmutzige Seitengasse hindurch, bis er auf die nächste Straße kam, dort bog er rechts ab und beeilte sich davon zu kommen. Vorher hatten weitere Gewehrsalven die Hinterpartie des Cayenne durchstoßen, die große Heckscheibe zersplitterte in Tausende kleine, diamantförmige Glassplitter. Michael Niederer stöhnte laut auf und sank in sich zusammen.

Panisch schrie Gerrit auf, rüttelte an seinem Kollegen und sah dann, dass dieser aus zwei Wunden am Rücken blutete. Als Pathologe sah er sofort, dass einer der beiden Schüsse direkt ins Herz seines Freundes getreten sein muss. Der Zweite war wohl ebenso tödlich, da er in der Region der Lunge in den Körper eingeschlagen war.

„Michael ist tot!", rief Gerrit nach vorne.

„So ein Mist!", antwortete Wesley und alle anderen waren regelrecht geschockt von der Nachricht.

„Ähm, ich will ja kein Spielverderber sein", krächzte Michael Tintenklecks vom Beifahrersitz und schaute mit tränenden Augen hinüber zu seinem Freund Wesley.

„Was ist los?", fragte der.

Als Antwort fasste sich Michael an seine rechte Seite, nahm seine Hand wieder weg und zeigte Wesley seine blutverschmierte Hand. Der verzog vor Schreck ein wenig das Lenkrad und kam auf die gegenüberliegende Fahrspur, was sofort von wilden Hupkonzerten der dortigen Verkehrsteilnehmer kommentiert wurde.

„Ruhig bleiben, Michael, wir müssen hier weg", versuchte Wesley seinen Freund und Chef ein wenig zu beruhigen.

„Kein Problem", stöhnte der.

Auf der Rückbank hatte Gerrit seinen toten Freund und Arbeitskollegen im Arm und weinte bitterliche Tränen. Er war sowieso die ganze Zeit über sehr angespannt gewesen. Die Situation war für sie alle neu, aber ihn traf es seiner Meinung nach besonders hart. Und die gesamte Anspannung, die sich die letzten Tage in ihm aufgestaut hatte, fiel nun ab, drang in Form seiner Trauer nach außen und er ließ ihr freie Bahn. Links neben ihm saß Ralf, ein wenig eingequetscht, und versuchte Gerrit zu beruhigen. Auf der rechten Seite war Kathy, die vor sich hin stierte und der auch Tränen über die Wangen liefen. Ihre Klamotten waren voller Blut und dem tödlichen Schleim, der aus Eduard herausgequollen war. Eine Haarsträhne klebte an ihrer Schläfe, und auch an ihr tropfte langsam etwas Blut.

Glücklicherweise hatten sie keine Verfolger. Die Männer waren wohl zu langsam gewesen, bis sie an ihre Wagen kamen und ihre Kollegen aus dem Restaurant wieder mobilisiert hatten. Mittlerweile waren ihre Zielobjekte schon weit weg, und sie hatten ihre Spur verloren.

„Wir müssen ins Krankenhaus", stellte Wesley fest.
„Quatsch!", kommentierte Michael, „Wir müssen schauen, dass wir schnellstmöglich an einen sicheren Ort kommen. Wir brauchen alle etwas Ruhe und Sicherheit, und ich muss meinen Artikel schreiben. Wir müssen zusehen, dass wir das Material schnellstmöglich veröffentlichen und in Umlauf bekommen. Und Du, Wes, Du musst den Stick mindestens ein Dutzend Mal kopieren und an alle möglichen Magazine schicken."

„Einfach so? Wollen wir das nicht selbst ausschöpfen?"
„Wes, es geht jetzt nicht um Geld. Wir machen einen ersten eigenen Artikel in der Blind-Zeitung. Die nehmen das garantiert, was wir hier haben! Und dann müssen wir schauen, dass andere Zeitungen und Sender das Material verbreiten. Weltweit! Geld ist erst einmal Nebensache! Daniel Klein, Michael Niederer und Eduard Swindon sind dafür gestorben und noch Hunderttausende weltweit!"

Wesley schaute rüber zu seinem Freund, der jetzt mehr Mensch war, als je zuvor in der Zeit, in der er ihn kannte.

„Du hast natürlich recht", bestätigte Wesley.

Der steuerte den demolierten Cayenne auf die A10, auf den Autobahnring Berlin.

„Wo willst Du hin?", stammelte Klecksi.

„Lass Dich überraschen, aber wir sind gleich da."

Nach guten zehn Minuten waren sie bei Brieselang angelangt. Nordwestlich von Berlin. Dort fuhr Wesley von der Autobahn und steuerte auf Zeestow zu. Unweit der Autobahn stand dort eine kleine, frisch renovierte Kirche.

„Voilà!", strahlte Wesley, „Das ist die neue Autobahnkirche – hier findet uns kein Mensch!"

„Eine Autobahnkirche!", jubelte Ralf. „Geniale Idee! Da kommt doch nie jemand rein, und die sind 24 Stunden geöffnet."

„Was machen wir mit Michael?", gab Gerrit zu bedenken.

„Wir werden ihn mit rein nehmen müssen, damit wir nicht auffallen. Der arme Michael …! Wesley war sichtlich betroffen. Hatte er doch den Tod des netten Hamburgers in der Hektik um die Verletzung seines Chefs und der Suche nach einer ruhigen und sicheren Unterkunft fast vergessen. Nicht nur fast, er hatte es vergessen. Und das traf ihn gerade sehr.

Nachdem sie ihre Ausrüstung und Michael Tintenklecks ins Innere der Kirche geschleppt hatten, machten Ralf und Wesley sich daran, den toten Michael Niederer ebenso in die Kirche zu schaffen.

Sie legten ihn auf eine der Kirchenbänke, falteten seine Hände über seiner Brust, sodass es etwas pietätvoll aussah. Dann parkte Wesley den Wagen so, dass sie bei Bedarf sofort wieder starten konnten. In der Kirche fanden sie einen kleinen Tisch, auf dem die Broschüren der Gemeinde auslagen, den nahmen sie, stellten ihn vor die erste Kirchenbank und bauten damit einen kleinen Schreibtisch für Michael, der zwischenzeitlich von Gerrit mit dem Notfall-Kit aus dem Fahrzeug notdürftig versorgt wurde.

„Du hast eine tiefe Fleischwunde, und ich weiß nicht, ob Du innere Verletzungen hast, aber ich hoffe, ich kann deine Blutungen erst einmal etwas stillen", erklärte Gerrit dem Verletzten, der die stramme Bandagierung mit schmerzerfülltem Gesicht ertrug.

„Du musst aber baldmöglichst in ein Krankenhaus!", ermahnte er ihn dennoch.

„Ja, ich weiß. Aber zuerst muss ich diesen Job erledigen. Sonst war das alles für die Katz!", lächelte Michael ihn an. „Und das wollen wir alle nicht, oder?"

„Nein, da hast Du recht. Mach ihnen so richtig Feuer unterm Hintern", spornte Gerrit ihn an und boxte ihm leicht mit der Faust auf den rechten Oberarm.

„Autsch!", kommentierte Michael diesen freundschaftlichen Klaps.

„Oh, tut mir leid, ich wollte …"

„Nichts passiert", lachte Klecksi mit einem schelmischen Lächeln auf dem Gesicht. „Wir schaffen das und decken die Schweine auf!"

„Gerrit!", rief Ralf von einer der hinteren Bänke, auf der Kathy Platz genommen hatte. Noch immer war sie wie benommen.

„Hier braucht noch jemand Deine Hilfe, Kathy wurde auch getroffen."

„Du liebe Güte!", kommentierte Gerrit das, was er dann sah. Kathy sah aus, als wäre sie tödlich verletzt. Doch das Blut war nicht alles von ihr, sondern das meiste von Eduard. Das erkannte Gerrit dann schnell. Doch er fand auch eine Wunde an ihrem Oberschenkel. Ein Schuss muss direkt durch ihren Oberschenkel durchgegangen sein. Glücklicherweise hatte er nicht die Schlagader getroffen und auch so keinen erheblichen Schaden angerichtet. Die Wunde wurde von Gerrit so gut versorgt, wie er konnte. Weitere kleinere Wunden an ihrer Schläfe, die von den Splittern der Heckscheibe herrührten, versorgte er ebenso.

Zwischenzeitlich saß Michael schon an seinem Laptop und hieb in die Tasten, was das Zeug hielt. Wesley hatte daneben auch ein kleines Büro für sich aufgebaut und sicherte die Daten des Sticks auf seinem Laptop. Dann machte er sich auf den Weg in ein Elektronikgeschäft und besorgte zwanzig USB-Sticks. Auf dem Rückweg kaufte er noch kleine, wattierte Umschläge, Papier und einige Schmerzmittel.

Als Wesley wieder in die Autobahnkirche Brieselang kam, fand er einen weinenden Michael und einen verstörten Ralf vor. Auch Gerrit schaute betroffen.
„Was ist passiert?", fragte er, „Ist Kathy schwerer verletzt als angenommen?"
Ralf schüttelte den Kopf und kam auf ihn zu.
„Was ist denn los?", erkundigte sich Wesley mit einem Flehen in der Stimme.

„Stefanie ist tot!"
„WAS?"
„Michael hatte die Liste mit den Produkten der Westing-Gruppe per Email erhalten und wollte sie anrufen und sich bedanken. Da war Oliver Seifen am Apparat und teilte ihm mit, dass er Stefanie heute Morgen in unserem Büro gefunden hatte. Sie hat im Bad gelegen … es muss schrecklich gewesen sein."

„Was ist passiert?", hakte Wesley nach.
„Ebola!", Ralf brauchte nur ein Wort für eine Erklärung.

„Das waren diese Scheißkerle mit ihrem Quark-Zeug, das Stefanie so gerne gegessen hatte", schrie Michael schon fast hysterisch von seinem Platz aus. „Aber das bezahlen sie – wir werden das alles aufdecken und weltweit publik machen! Diese ganzen lieben Menschen sollen nicht umsonst umgekommen sein!"

Am Nachmittag stand Wesley auf dem örtlichen Postamt und gab 20 kleine Umschläge auf, die an die größten überparteilichen und unabhängigen Zeitungen und TV-Produktionsgesellschaften adressiert waren, die es gab. Die Marktriesen, die in den Händen von einigen Großindustriellen waren, ließ er absichtlich aus. Zu groß war die Möglichkeit, dass auch sie mit an dieser riesigen Verschwörung beteiligt waren. Aber es gab noch einige Blätter und Sender, die unabhängig und mutig waren. Und sie hofften, dass viele die Sachen verwendeten, die sie ihnen nun zuspielten.

Auch Michael war mit seinem Artikel fertig und sendete diesen, nachdem er ihn allen in der Kirche vorgelesen hatte, und diese zufrieden waren, an seine Bekannten von der Blind-Zeitung. Vorher hatte er mit dem Redakteur telefoniert und seine Email angekündigt. Der war entsetzt und begeistert zugleich.

Michael hatte ihm auch die Dokumente aus dem USB-Stick per FTP-Server gesendet und natürlich die Liste der Lebensmittel, die höchstwahrscheinlich betroffen waren.
Wesley hatte ebenso einen Kommentar gefertigt und dazu eingereicht. Und ein dritter Artikel war ebenso dabei, der zwar von Michael geschrieben worden war, doch Gerrit mit seinem Namen und seiner Berufsbezeichnung versah. Ein Artikel darüber, wie er als Pathologe der Verschwörung auf die Schliche kam. Dazu noch exklusiv das Interview mit Kathy und Eduard und einige Fotos von Ralf.

Das gleiche Paket mit Informationen, Fotos und Berichten ging gleichzeitig per Email an die Staatsanwaltschaft Berlin und an den Europäischen Gerichtshof. Zwar versprachen sich Wesley und Michael nicht viel davon, aber man konnte nie wissen, ob man nicht doch – durch die begleitenden Medienberichte, die zu erwarten waren – offene Türen mit dem Material einrannte.

BERLIN-STIEGLITZ,
ST.-MARIEN-KRANKENHAUS

Drei Tage später lag Michael Tintenklecks auf einer privaten Station des St.-Marien-Krankenhauses in Berlin-Stieglitz. Der Schuss, der ihn getroffen hatte, hatte wohl doch ein paar innere Organe gestreift, jedoch keinen erheblichen Schaden angerichtet. Nach einer zweistündigen Operation musste er nun das Bett hüten, aber es ging ihm schon viel besser als zuvor.

Die Tür zu seinem Einzelzimmer ging auf, und herein kamen Wesley, der Kathy in einem Rollstuhl vor sich herschob, Ralf und Gerrit. Kathy konnte schon wieder lachen und freute sich, Michael in guter Verfassung zu sehen. Und auch ihm ging es so.

„Mensch, schön, dass Ihr da seid!", rief Michael laut aus.
Nach einer herzlichen Begrüßung reichte ihm Wesley eine aufgeklappte Ausgabe der aktuellen Blind-Zeitung. Michael schaute ihn zuerst fragend an, dann realisierte er aber, was dort in Großbuchstaben über die gesamte erste Seite stand.

„EBOLA – DIE BLUTIGE WAHRHEIT!"

„Unter Todesgefahr deckte der Journalist Michael Tintenklecks mit seiner Crew eine weltweite Verschwörung auf! "

Auf der Titelseite waren auch die Porträtbilder von ihm und seinem Redaktionsteam sowie den beiden Pathologen Gerrit und Michael mit Namen versehen abgebildet. Zwei der kleinen Bilder trugen einen Trauerflor.

Die nächsten Monate bestimmten Interviews und Medienanfragen das Leben aller Beteiligten. Linda Warrington und einige führende Köpfe des Westing-Konzerns wurden festgenommen. An den Regierungsspitzen der beteiligten Staaten USA, Frankreich und England rollten ebenso einige Köpfe. Doch die Seuche konnte vorerst nicht unter Kontrolle gebracht werden. Erst ein Jahr später war es geschafft – auch mit tatkräftiger Unterstützung von Katharina Bachmann, die bald, nachdem Linda Warrington festgenommen worden war, sogar feststellte, dass es schon lange einen Impfstoff gegen die künstlich „verbesserte" Version des Virus gab. Mit diesem konnten sie nun wenigstens versuchen zu verhindern, dass noch mehr

Menschen sich infizierten. Dies war jedoch nicht einfach, denn das mutierte Virus war mittlerweile rund um den Globus am Wüten. Und bis dahin, dass man die Seuche unter Kontrolle hatte, hatte Ebola weltweit 800 Millionen Menschen das Leben gekostet.

Über den Autor

Alexander Knörr, geb. am 27.01.1972 im Rheinland-Pfälzischen Neustadt an der Weinstraße wohnt z. Zt. am Niederrhein im historischen Städtchen Xanten.

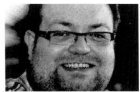

© Lars A. Fischinger

Knörr recherchiert und schreibt hauptsächlich Sachbücher und Fachartikel über grenzwissenschaftliche Themen, und hält international Vorträge zu diesen Themengebieten.
Hierzu veröffentlichte er neben Beiträgen in verschiedenen Anthologien dann im Jahr 2007 sein Erstlingswerk
„Hagar Qim – Auf den Spuren eines versunkenen Kontinentes, Rätsel um die Insel Malta", Ancient Mail Verlag, Gross-Gerau 2007,
das sich den archäologischen Rätseln der Mittelmeerinseln Malta und Gozo und des Mittelmeerraumes annimmt.

Nachfolgend erschienen zwei Anthologien zur Thematik der unidentifizierten fliegenden Objekte (UFOs), bei denen Alexander Knörr als Herausgeber und Redakteur fungierte. Knörr war von 2007 bis 2014 der 1. Vorsitzende der Deutschsprachigen Gesellschaft für UFO-Forschung e. V. in Bad Kreuznach, die sich diesem Phänomen unter wissenschaftlichen Gesichtspunkten nähert, und Sichtungszeugen eine Anlaufstelle und Beratungsstelle bietet.
Im Oktober 2012 erschien seine nächste Anthologie in Zusammenarbeit mit dem grenzwissenschaftlichen Autor Roland Roth und 13 internationalen Forschungskollegen, die sich mit Prä-Astronautischen Gesichtspunkten befasst, unter dem Titel:
„Terra divina – Auf den Spuren der göttlichen Lehrmeister!" Ancient Mail Verlag, Gross-Gerau 2012

Seit 2012 veröffentlicht Knörr seine Prä-Astronautik-Science-Fiction-Saga

DIE CHRONIKEN VON TILMUN

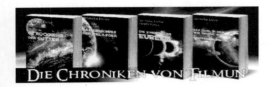

www.galactic-bookstore.com

Hier finden Sie unser abwechslungsreiches und umfangreiches Angebot, rund um alles Außergewöhnliche und Spacige.

Wir haben uns gerade den Dingen gewidmet, die in vielen „normalen" Buchhandlungen stiefmütterlich behandelt werden!

Bei uns finden Sie grenzwissenschaftliche Fachliteratur von Prä-Astronautik und den Astronautengöttern über UFOs und Außerirdische, alte Kulturen, Phänomene, Mysterien und Wunder bis hin zu Lebensweisheiten und spiritistischen Themengebieten.

Ebenso bieten wir Ihnen ein ständig wachsendes Programm an Science Fiction und Horrorgeschichten.

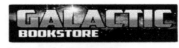

...hier ist der Name Programm!